Springer-Verlag Wien GmbH

Regina Lackner

Wie Pippa wieder lachen lernte

Fachliche Hilfe für traumatisierte Kinder

Illustrationen von Christiane Nöstlinger

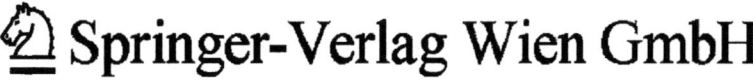
Springer-Verlag Wien GmbH

Mag. Dr. Regina Lackner
Psychotherapeutische & Psychologische Praxis, Wien, Österreich
www.traumapraxis.at

Erstellt mit freundlicher Unterstützung des Jubiläumsfonds der Oesterreichischen Nationalbank – Projekt 9639

Gedruckt mit Unterstützung des Bundesministeriums für Bildung, Wissenschaft und Kunst

Das Werk ist urheberrechtlich geschützt.
Die dadurch begründeten Rechte, insbesondere die der Übersetzung, des Nachdruckes, der Entnahme von Abbildungen, der Funksendung, der Wiedergabe auf fotomechanischem oder ähnlichem Wege und der Speicherung in Datenverarbeitungsanlagen, bleiben, auch bei nur auszugsweiser Verwertung, vorbehalten.

© 2004 Springer-Verlag Wien

Gesamtherstellung: Druckerei Theiss GmbH, 9431 St. Stefan, Österreich, www.theiss.at

Gedruckt auf säurefreiem, chlorfrei gebleichtem Papier - TCF
SPIN: 11300328

Bibliografische Information Der Deutschen Bibliothek
Die Deutsche Bibliothek verzeichnet diese Publikation in der Deutschen Nationalbibliografie; detaillierte bibliografische Daten sind im Internet über
<http://dnb.ddb.de> abrufbar.

Mit 8 Abbildungen

ISBN 978-3-211-22414-4   ISBN 978-3-7091-0639-6 (eBook)
DOI 10.1007/978-3-7091-0639-6

*In Liebe und Dankbarkeit meinem kleinen Sohn Paul.
Ihm und allen Kindern ist dieses Buch gewidmet.
Möge ihnen immer jemand zur Seite stehen,
der sie mit Liebe, Achtsamkeit und Verständnis begleitet.*

Danksagung

Zahlreichen Menschen verdankt dieses Buch sein Zustandekommen und seine Entstehung. Es gibt so viele, die mich bisher in meinem Leben gefördert, unterstützt, bereichert, begeistert und liebevoll begleitet haben. Sie alle zu erwähnen, würde den Rahmen einer Danksagung bei weitem sprengen. Ihnen möchte ich von Herzen danken.

Es ist mir jedoch ein Bedürfnis, jene, die meinen beruflichen Werdegang ganz wesentlich geprägt und mich bei der Erstellung dieses Buches besonders unterstützt haben, namentlich zu nennen.

Prof. Richard Gelles (früher University of Rhode Island, USA) und Prof. Eli Newberger (Children's Hospital Boston, USA), mit denen ich Anfang der 90er Jahre ein Jahr lang zusammenarbeiten durfte. Dieses Jahr war für mein Leben sehr bestimmend; durch beide konnte ich sehr vieles lernen – vor allem über innerfamiliäre Gewalt und sexuellen Missbrauch. Damals wurde auch mein Interesse für Psychotraumatologie geweckt.

Prof. Beate Wimmer-Puchinger (Universität Salzburg, LBI für Frauengesundheitsforschung und Stadt Wien), die mich in meiner wissenschaftlichen Arbeit sehr förderte, mir dabei Freiräume ließ und mich bei meiner Dissertation betreute.

Meiner Lehrtherapeutin Dr. Marianne Martin (Wien) und meinem Ausbildner in Katathym-Imaginativer Psychotherapie, DDr. Franz Sedlak (Wien), der mich sehr förderte.

Prof. Ulrich Sachsse, an dessen Abteilung für traumatisierte Frauen an der Fachklinik für Psychiatrie und Psychotherapie, NLKH Göttingen ich hospitieren konnte. Durch ihn habe ich sehr vieles über Traumatisierung und die therapeutische Arbeit mit traumatisierten Menschen gelernt. Er gab mir auch den wichtigen Anstoß, eine Ausbildung in EMDR zu machen.

Dr. Laurence Heller von der Foundation for Human Enrichment, durch den ich ein erweitertes und vertieftes Verständnis für Trauma gewinnen konnte und der meine Begeisterung für Somatic Experiencing weckte.

Mag. Dr. Katharina Pal-Handl, die die Idee hatte, ein Kinderbuch zum Thema Trauma zu schreiben, und Dr. Brigitte Lueger-Schuster (beide Universität Wien), die diese Idee mit ihr realisieren wollte und mich eingeladen hat, dabei mitzuarbeiten. So ist die Reihe „Wie Pippa wieder lachen lernte" und damit auch dieses Buch entstanden. Beiden gilt auch mein Dank für die kritischen Kommentare und Anregungen.

Frau Mag. Renate Eichhorn vom Springer-Verlag Wien für die Durchsicht des Manuskripts, die stetige Ermutigung und die ausdauernde Geduld bei seiner Fertigstellung.

Frau Christa Petri für das Lektorat. Frau Susanne Mayr vom Springer-Verlag Wien für ihr Engagement in der Endphase der Fertigstellung.

Mein Dank gilt auch dem Jubiläumsfonds der Oesterreichischen Nationalbank, der die Erstellung dieses Buches großzügig unterstützt, und der Uniqa Versicherungen AG, die seine Veröffentlichung ermöglicht hat.

Meiner Schwester, Mag. Katharina Lackner, für die kritischen Kommentare.

Meinem Mann Wolfgang für die Durchsicht des Manuskripts, den regen Austausch und die vielen kritischen Anmerkungen. Meiner Mutter, Dr. Gerda Lackner, für die Ermunterung und den unerschütterlichen Glauben an mich und meinen Weg. Beiden danke ich auch von Herzen für ihre liebevolle Unterstützung.

Mein besonderer Dank gilt den traumatisierten Kindern und Erwachsenen, mit denen ich bislang therapeutisch arbeiten konnte und durch die ich so vieles über die Verarbeitung und Bewältigung von Traumatisierungen erfahren und lernen durfte.

In Dankbarkeit für die Unterstützung, die mir von spiritueller Seite zuteil wurde.

Inhaltsverzeichnis

Einleitung 1

Was ist ein Trauma? 3

Wann kommt es zu einer Traumatisierung? 4
Ereignisse, die für Kinder traumatisierend sein können 4
Alltägliche Traumen 5
Traumaformen 6
    Trauma-Typ I und II 6
    Das Schocktrauma 6
    Von uns selbst verursachte traumatische Situationen 6
    Das Überlebenstrauma 7
Faktoren, die bei Kindern eine Traumatisierung hervorrufen bzw. verstärken:
Alleingelassensein, Ungewissheit und Hilflosigkeit 7

Was bedeutet es für ein Kind, ein Trauma zu erleben? 9

Was passiert bei einem Trauma in unserem Körper? 12
Die Bedeutung unseres Gehirns und unseres Nervensystems 12
Veränderungen, die durch ein Trauma ausgelöst werden 14
    Entwicklung des kindlichen Gehirns 15
    Veränderungen aufgrund von Belastungssituationen 15
    Hormone 16
    Der Körper erinnert sich 16

Was passiert bei einem Trauma in unserer Psyche? 17
Zur Dynamik eines Traumas 18
    Der Verlauf eines Traumas 18
    Das zentrale Thema eines Traumas 18
    Die Bedeutung der Selbstheilung nach einem Trauma 18

Wie reagieren Kinder auf ein traumatisches Ereignis? 20
Unmittelbare körperliche Reaktionen 20
Unmittelbare psychische Reaktionen 21
Instinktive Reaktionsweisen 21

Welche Faktoren tragen zur Entstehung von Folgesymptomen bei? 23
Die Art und das Ausmaß des traumatischen Ereignisses 23
Das Erleben von Hilflosigkeit 24
Bezugspersonen und wichtige Beziehungen 24
    Mit der inneren Welt ihrer Bezugsperson verbunden 25
Die Entwicklungsphase des Kindes 25
Frühere und aktuelle Belastungen 26
Schützende Faktoren 26
    Persönliche Merkmale 27
    Beziehungen zu wichtigen Bezugspersonen 27
    Soziale Unterstützung 27
    Weitere Aspekte 27
    Resilienz – psychische Widerstandskraft 28

Die Bedeutung der Phantasie – Verstehen und Ungeschehenmachen eines Traumas 30
Verstehen können 30
Ausgleichende Vorstellungen – das Trauma in der Vorstellung ungeschehen machen 31

Welche Kinder haben ein erhöhtes Risiko? 33

Welche Folgen kann ein traumatisches Erlebnis haben? 35
Mögliche Symptome als Folge eines Traumas 35
    Ein erhöhtes Erregungsniveau 36
    Wiederkehrende, sich aufdrängende Erinnerungen an das Geschehen 36
    Sich wiederholende Verhaltensweisen 37
    Ängste 38
    Vermeidungsverhalten 39
    Regressives Verhalten – Rückfall in frühere Entwicklungsphasen 40
    Dissoziationen – Abspaltung, Ausblenden, Ausfiltern 40
    Eine veränderte Haltung und Einstellung gegenüber dem Leben, der Zukunft und anderen Menschen 41
    Körperliche Symptome 42

Mögliche Symptombilder als Ausdruck einer Traumatisierung 44
Akute Stressreaktion 44
Anpassungsstörung 44
Die Posttraumatische Belastungsstörung 45
Depression 47
Aufmerksamkeitsstörung und Hyperaktivität 48
Panikstörung 48

Die Frage nach dem Warum: Schuld- und Schamgefühle 49

Kinder, die bei einem traumatischen Ereignis einen Elternteil verloren haben 50
Der Trauerprozess 50

Traumatisierte Kinder und ihre Familien 54
Was bedeutet es für Eltern, wenn ihr Kind ein Trauma erlebt hat? 54
Wenn Eltern selbst traumatisiert sind 55
Der Umgang der Eltern mit dem Trauma ihres Kindes 56
Geschwister und Freunde/innen von Kindern, die ein traumatisches Ereignis erlebt haben 57
Veränderung und Verlust einer Beziehung 57
Unterschiedliche Gefühle 58
Die Belastung der Eltern 59
Innerfamiliäre Veränderungen 59

Die Bewältigung eines Traumas: Grundlegende Aspekte 62
Sicherheit 62
Kontrollierbarkeit 64
Alltägliche Geschehnisse, Abläufe und Entscheidungen 64
Einschneidende Ereignisse, Entscheidungen und Veränderungen 65
Wie können wir zum Erleben von Sicherheit und Kontrollierbarkeit beitragen? – Möglichkeiten der Unterstützung 66
Normalität 67
Wie können wir zum Erleben von Normalität beitragen? – Möglichkeiten der Unterstützung 68

Gespräche über das Trauma 70
Gespräche als Klärung 70
Gespräche als Entlastung 71

Worauf sollten wir bei einem Gespräch
mit einem betroffenen Kind achten? 72

Das post-traumatische Spiel und seine Nutzung 75

„Wie Pippa wieder lachen lernte" –
Geschichten als Unterstützung bei der Verarbeitung eines Traumas 78

**Ressourcen und ihre Bedeutung bei der Bewältigung
eines traumatischen Erlebnisses** 80
Ressourcen, die in uns selbst liegen 80
Ressourcen, die wir in unserem Umfeld finden können 81
Stärkung von Ressourcen bei Kindern 82
Ressourcen, die bei der Verarbeitung eines Traumas
eine besondere Rolle spielen 83
    Imaginationen – Vorstellungen und innere Bilder 83
    Rituale 85
    Hilfreiche Gedanken 87
    Die Bedeutung der Gemeinschaft 87
    Die Bedeutung von Bewegung 88
    Humor 88

Professionelle Unterstützung nach einem Trauma 90
Woran erkenne ich, ob ein betroffenes Kind
eine professionelle Unterstützung benötigt? 90
Methoden der Kindertherapie 90
Die Behandlung der Folgen eines traumatischen Erlebnisses 91
    Herstellung einer sicheren therapeutischen Beziehung 91
    Aktivierung der Selbstheilungskräfte 91
    Therapieverlauf 92
Traumaspezifische Techniken und Methoden 93
    EMDR – Eye Movement Desensitization and Reprocessing 93
    Somatic Experiencing® 95
Worauf sollte ich bei der Wahl einer/eines Psychotherapeutin/en achten? 96

**Was bedeutet es für uns als Helfer und Helferinnen,
mit einem traumatisierten Kind zu arbeiten?** 97
Unsere Haltung gegenüber traumatisierten Kindern 98

Der Umgang mit Eltern 99

Spezielle Traumatisierungen   100

Exkurs: Eine kurze Geschichte der Psychotraumatologie   101

Weiterführende Literatur   103

Adressen für Beratung, Therapie und Fortbildung   104

Literatur   113

Register   128

Einleitung

Traumatische Erlebnisse gehören leider zum menschlichen Leben. Wir alle können von ihnen betroffen sein. Das ist eine Tatsache, die uns alle verbindet.
Ein traumatisches Geschehnis ist immer sehr einschneidend und bedeutet eine Zäsur, die unser Leben in ein Vorher und ein Nachher teilt. Es erschüttert uns, führt uns an die Grenzen unserer Belastbarkeit und kann verschiedenste psychische und somatische Symptome hervorrufen.
Die Folgen eines Traumas sind jedoch heilbar; seine Bewältigung und Transformation können mitunter auch zu unserer seelischen und geistigen Entwicklung beitragen.

Wie wir Erwachsene sind leider allzu oft auch Kinder furchtbaren Erlebnissen ausgesetzt. Sie sind diesbezüglich allerdings noch weitaus sensibler und verwundbarer als erwachsene Menschen und daher gefährdeter, traumatisiert zu werden.[1,2]
Geschehnisse wie die Überflutungen in Europa in den letzten Jahren oder die Anschläge des 11. September 2001 in den USA sowie jener vom 11. März 2004 in Spanien sind ganz dramatische Ereignisse, durch die auch zahlreiche Kinder traumatisiert worden sind.
Zumeist sind es aber „stillere", von der Öffentlichkeit kaum beachtete erschütternde Begebenheiten, von denen Kinder betroffen sind; so z. B. von einem Unfall, einer Operation oder dem ganz unerwarteten Verlust eines Geschwisters oder Elternteiles.
Auf solche Erlebnisse reagieren Kinder sehr unterschiedlich. Während manche durch sie traumatisiert werden, bleiben andere weitgehend unbeschadet. Ob ein schlimmes Ereignis für ein Kind traumatisierend ist oder nicht, hängt von einer Reihe von Faktoren ab.
Dabei kann u. a. seine Beziehung zu wichtigen Bezugspersonen und zu anderen ihm näher stehenden Menschen – auch zu uns Helfern und Helferinnen – eine entscheidende Rolle spielen.
Abgesehen davon kann eine Traumatisierung unmittelbar nach einem dramatischen Geschehen durch gezielte Interventionen verhindert bzw. in ihrem Ausmaß entscheidend gemindert werden. Und schließlich kann ein Trauma geheilt werden. Eine Traumatisierung muss also keineswegs eine lebenslängliche Belastung oder gar Störung bedeuten.

Ein traumatisches Ereignis betrifft nicht nur den einzelnen Menschen, der es erlebt, sondern auch seine Mitwelt. Das ist ganz besonders bei Kindern der Fall.

Eltern, Angehörige – ja das gesamte soziale Umfeld – sind von dem traumatischen Geschehen zumeist tief betroffen und manchmal sogar selbst traumatisiert. Oft fühlen sie sich unsicher, ratlos oder hilflos und wissen nicht, wie sie denn mit den Kindern umgehen und ihnen am besten helfen können und ob – bzw. wie – sie das Geschehene ansprechen sollen.

Dass vorliegende Buch möchte Ihnen als Helfer oder Helferin – sei es als Arzt/Ärztin, Pädagoge/in, Psychologe/in, Sozialarbeiter/in, Therapeut/in etc. – eine hilfreiche Unterstützung für Ihren Umgang mit traumatisierten Kinder bieten. Die Informationen und praktischen Anregungen sollen Ihnen bei Ihrer Begleitung betroffener Kinder eine wertvolle und nützliche Hilfe sein.

Im Verlauf des Buches sind immer wieder kurze Fallvignetten aus meiner psychologischen/psychotherapeutischen Arbeit mit Kindern angeführt. Um ihre Privatsphäre zu wahren, wurden ihre Namen und besonderen persönlichen Merkmale verändert.

Was ist ein Trauma?

Das Wort Trauma stammt ursprünglich aus dem Griechischen und bedeutet Verletzung oder Wunde. Lange wurde es als medizinischer Ausdruck für körperliche Verletzungen, ab dem 19. Jahrhundert dann auch für seelische Schockerlebnisse verwendet.[3]
So umschreibt der Duden ein „Trauma" als „seelischen Schock" bzw. „starke seelische Erschütterung".[4]
Die Schweizer Psychotherapeutin Verena Kast bezeichnet ein psychisches Trauma als „die Wirkung von äußerst schmerzlichen Erlebnissen …, die wegen ihrer Intensität und/oder Plötzlichkeit nicht verarbeitet werden können".[5] Unter dem Begriff Trauma können wir also die **Auswirkung** eines schlimmen Ereignisses verstehen.

Mit Trauma können wir aber auch das dramatische **Geschehnis** bezeichnen. So wird ein Trauma allgemein als ein bedrohliches Ereignis beschrieben, das plötzlich oder unerwartet eintritt, uns mit einer Fülle an Reizen überflutet und in uns starke Gefühle, insbesondere Angst hervorruft. Es überfordert unsere gewohnten Anpassungs- und Verarbeitungsstrategien und damit unsere Fähigkeit, mit ihm umzugehen.[6, 7, 8] Bei einem traumatischen Erlebnis besteht also ein massives Ungleichgewicht zwischen der extremen Anforderung, die es an uns stellt, und unserem Vermögen, mit ihm fertig zu werden.[9]
Der amerikanische Psychologe Larry Heller umschreibt kurz und treffend ein Trauma als ein Ereignis, bei dem wir viel zu plötzlich, viel zu schnell viel zu viel zu verarbeiten haben.[10]
Allerdings gibt es auch traumatische Erfahrungen, die sich (häufig) wiederholen oder überhaupt andauern, und die folglich nicht mehr unerwartet eintreffen. Zu diesen zählen z. B. sexueller Missbrauch und Kriegsgeschehnisse.

Wann kommt es zu einer Traumatisierung?

Zu einer Traumatisierung kommt es dann, wenn die „**natürliche Reaktion** des Körpers auf eine Bedrohung **unterbrochen** wird oder nicht vollständig zum Abschluss gelangt" und wenn die Gefühle, die wir dabei erleben, so stark sind, dass es uns kaum möglich ist mit ihnen zurecht zu kommen.[11]
In einer Gefahrensituation, etwa bei einem Unfall, werden in unserem Körper enorme Kräfte mobilisiert. Er wird in einen Zustand höchster **Aktivierung** versetzt. Dadurch können wir auf die Bedrohung mit **Kampf oder Flucht** reagieren. Ist beides nicht möglich, weil wir von dem Geschehen so überwältigt werden oder uns nicht bewegen können (wenn wir z. B. eingeklemmt sind oder von jemandem festgehalten werden), dann reagiert unser Körper mit Erstarrung. Bildlich können wir unseren Körper dabei mit einem elektrischen Gerät vergleichen, das für 220 Volt vorgesehen ist, durch das aber ein Stromstoss von 440 Volt schießt.[12] Bei einem elektrischen System brennt zum Schutz eine Sicherung durch. Bei uns kommt es – zu unserem Schutz – zur **Erstarrung** oder wir geraten in einen sog. dissoziativen Zustand (auf den wir weiter unten noch eingehen werden).
Wenn wir die Reaktion – Kampf-, Flucht- oder Erstarrungsreaktion – nicht zu Ende führen und die starke Aktivierung nicht abbauen können, dann verbleibt unser Körper in dem hoch aktivierten Zustand.[13] Ist das der Fall, kann es zu **traumaspezifischen Symptomen** wie z. B. Nervosität, Angstzuständen oder Konzentrationsschwierigkeiten kommen.

Eine Traumatisierung kann durch ganz unterschiedliche Ereignisse hervorgerufen werden. Dabei kann ein und dasselbe Erlebnis für einen Menschen traumatisierend sein, während es auf einen anderen kaum oder keinerlei Wirkung hat.

Ereignisse, die für Kinder traumatisierend sein können

Wie für uns Erwachsene können auch für Kinder Situationen traumatisierend sein, bei denen sie[14, 15, 16]

- sich **in Gefahr** bzw. **bedroht fühlen** (z. B. bei einem Verkehrsunfall, bei einem Erdbeben oder bei einer Operation mit einer nicht erfolgreichen Anästhesie) oder

- **miterleben**, wie ein anderer Mensch, insbesondere ein von ihnen geliebter Mensch stirbt, schwer verletzt wird oder sich in Lebensgefahr befindet (z. B. bei einem Sportunfall oder einem Brand).
- Aber auch **die Nachricht**, dass ein ihm nahe stehender Mensch unerwartet oder gewaltvoll zu Tode gekommen ist, sich in Lebensgefahr befindet, schwer erkrankt oder verletzt ist, kann für ein Kind traumatisierend sein.

Solche Ereignisse können verschiedene **Ursachen** haben:[17, 18]
- Naturkatastrophen wie Erdbeben, Überschwemmungen oder massive Stürme;
- technologische Vorfälle wie Zugunglücke, Flugzeugabstürze, Großbrände oder Vorfälle in Kernkraftwerken;
- Gewalthandlungen wie Überfälle, Geiselnahmen, Kidnapping, Vergewaltigung, Terrorismus, Folter, Verfolgung und Kriegsgeschehnisse;
- tragische Vorfälle innerhalb der Familie und des sozialen Nahraumes wie der Verlust oder Tod eines Elternteiles oder eines Geschwisters oder eine schwere Erkrankung eines Familienmitglieds;
- Gewalthandlungen innerhalb der Familie oder des sozialen Umfeldes in Form von körperlicher oder psychischer Misshandlung, sexuellem Missbrauch oder Vernachlässigung;
- schwere oder lebensbedrohliche körperliche Verletzungen und Erkrankungen sowie hohes Fieber;
- medizinische Untersuchungen und Behandlungen (z. B. chirurgische Eingriffe und Anästhesien).

Alltägliche Traumen

Neben den bisher erwähnten Ereignissen können für Kinder auch alltägliche, für uns Erwachsene **scheinbar unbedeutende Geschehnisse** traumatisierend sein; nämlich dann, wenn sie diese als bedrohlich und beängstigend erleben oder sich dabei ausgeliefert fühlen.
So kann das **Eingesperrtsein** in einem dunklen oder engen Raum (z. B. in einem Kellerraum oder einer Toilette) für Kinder sehr bedrohlich sein; insbesondere dann, wenn sie sich selbst nicht befreien können und längere Zeit keine Hilfe bekommen.
Ähnlich dramatisch kann für ein Kind eine Situation sein, in der es – etwa in einem Einkaufszentrum, in einer großen Menschenmenge (z. B. bei einem Konzert oder bei einer Sportveranstaltung) oder in freier Natur (z. B. in einem Wald oder in den Bergen) – seine Eltern oder **Begleitpersonen verliert**.
Aber auch **Stürze** – von einem Fahrrad, einer Schaukel oder von einem Kletter-

gerüst – können traumatisierend sein. Das gilt auch für **Vorfälle mit Tieren**. So beispielsweise, wenn ein Kind von einem Hund angesprungen und gebissen oder von einem Pferd gestoßen wird.

Traumaformen

Trauma-Typ I und II

Die amerikanische Kinderpsychiaterin Leonore Terr unterscheidet zwischen zwei Typen von Traumata, nämlich dem Trauma-Typ I und dem Trauma-Typ II.[19] Unter Trauma-Typ I versteht sie ein **einmalig auftretendes Trauma** wie z. B. einen Unfall. Typ II bezieht sie auf **wiederholte oder andauernde Traumatisierungen**, wie dies z. B. sehr häufig bei sexuellem Missbrauch der Fall ist.
Oft kommt es aber auch vor, dass sich ein dramatisches Ereignis zwar nicht wiederholt, aber ein anderes oder weitere bedrohliche Geschehnisse mit sich bringt. Diese können dann zu einer weiteren oder sekundären Traumatisierung bzw. Belastung führen.[20]
So kann z. B. ein Brand eine Reihe von zusätzlichen traumatischen Gegebenheiten mit sich bringen. Wenn ein Kind durch ein Feuer schwere Verletzungen erleidet, folgen in der Regel Spitalsaufenthalte und wiederholte medizinische Behandlungen bzw. Operationen. Mitunter erleidet das Kind auch eine bleibende körperliche Beeinträchtigung oder Entstellung und damit den Verlust seiner körperlichen Unversehrtheit.

Das Schocktrauma

Eine spezielle Traumaform ist das sog. Schocktrauma.[21] Dabei trifft uns ein Ereignis völlig unerwartet und ohne jegliche Vorwarnung, so dass wir keinerlei Möglichkeit haben, uns zu orientieren und zu reagieren bzw. gegenzusteuern. Das ist beispielsweise der Fall, wenn wir mit dem Auto unterwegs sind und plötzlich unmittelbar vor uns aus einer Seitengasse ein anderes Fahrzeug geschossen kommt.

Von uns selbst verursachte traumatische Situationen

Eine Traumatisierung kann auch durch eine Situation ausgelöst werden, die wir durch unser eigenes Verhalten ausgelöst haben und in der ein anderer

Mensch in Gefahr, zu Schaden oder gar zu Tode kommt. So etwa, wenn sich beim Spielen mit einer Waffe versehentlich ein Schuss löst und dadurch jemand anderer verletzt oder gar getötet wird.

Dies gilt speziell für Situationen, in denen Kinder gegenüber anderen Menschen körperlich aggressiv sind und diesen beispielsweise im Zorn eine körperliche Verletzung zufügen.[22]

Das Überlebenstrauma

Schließlich kann ein dramatisches Ereignis, von dem mehrere Menschen betroffen sind und bei dem wir zu den Überlebenden gehören oder gar der/die einzige Überlebende sind, bei uns ein sog. „Überlebenstrauma" bzw. eine **Überlebensschuld** auslösen. Diese wurde erstmals bei Überlebenden des Holocaust und später u. a. auch bei Betroffenen des Krieges in Bosnien beobachtet.[23]

Die zehnjährige Lisa hat einen schweren Verkehrsunfall, bei dem ihre Mutter starb, beinahe unverletzt überlebt. Sie hatte danach starke Schuldgefühle, am Leben zu sein, und war überzeugt, dass sie den Unfall hätte verhindern und ihre Mama hätte retten müssen bzw. können.

Faktoren, die bei Kindern eine Traumatisierung hervorrufen bzw. verstärken: Alleingelassensein, Ungewissheit und Hilflosigkeit

Ein bedrohliches Ereignis kann für ein Kind vor allem dann traumatisierend sein, wenn es sich dabei allein gelassen und hilflos fühlt und nicht weiß, was geschieht oder weiter geschehen wird.

Das ist leider nach wie vor oft bei medizinischen Untersuchungen und Behandlungen sowie bei Spitalsaufenthalten der Fall. Diese zählen bei Kindern auch zu den häufigsten traumatischen Erlebnissen.[24]

Die **Ungewissheit**, was bei einer Untersuchung oder Behandlung geschieht, sowie das **Alleingelassensein**, wenn Eltern oder Begleitpersonen dabei nicht anwesend sein können oder dürfen, sind für Kinder äußerst bedrohlich und beängstigend und führen dazu, dass sie sich **schutz- und hilflos** fühlen.[25] Durch manche medizinische Interventionen verstärkt sich die Angst, die viele Kinder bei Arztbesuchen oder Spitalsaufenthalt haben. Mitunter werden Kinder auch festgehalten, oder gar festgebunden, damit sie sich nicht bewegen können und so eine Untersuchung oder Therapie leichter durchgeführt werden kann. Dies mag manchmal notwendig sein. Eine kindgerechte Ankündigung, Erklärung und einfühlsame Begleitung kann dabei die Angst der Kinder reduzieren.

Die elfjährige Anna musste aufgrund von unerklärlichen Fieberschüben wiederholt ins Spital. Dort wurden bei ihr verschiedene Untersuchungen durchgeführt, wobei ihr niemand deren Bedeutung und Ablauf erklärte. Da ungewiss war, ob Anna an einer ansteckenden Infektion litt, war sie teilweise in einem Isolierzimmer untergebracht, so dass sie lange Zeit über allein gelassen war.
Nach dem ersten Spitalsaufenthalt fürchtete sich Anna vor allem, was mit Krankheiten, Spitälern und Ärzten/innen zu tun hatte. Sie hatte monatelang Schlafschwierigkeiten, war unruhig, bedrückt und ängstlich und hatte bei jeder Veränderung in ihrem Körper Angst, ernsthaft krank zu sein.

> **Zusammenfassend** können wir festhalten:
> Eine Traumatisierung kann durch ein Ereignis ausgelöst werden,
> - bei dem wir uns bedroht fühlen oder in Lebensgefahr sind oder
> - bei dem wir miterleben, wie jemand anderer zu Tode kommt oder in Lebensgefahr schwebt.
> - Sie kann aber auch dann hervorgerufen werden, wenn wir erfahren, dass ein uns lieber Mensch (auf schreckliche Weise) ums Leben gekommen ist oder sich in Lebensgefahr befindet.
>
> Aber auch alltägliche Erlebnisse wie beispielsweise Stürze können für Kinder traumatisierend sein.
> Grundsätzlich können wir zwischen Trauma-Typ I – einem einmalig auftretenden traumatischen Ereignis – und Trauma-Typ II – einem wiederholt auftretenden Ereignis – unterscheiden.
> Bedrohliche Geschehnisse können für Kinder vor allem dann traumatisierend sein, wenn sie sich dabei allein gelassen, hilf- und schutzlos fühlen und nicht wissen, was geschieht bzw. weiter geschehen wird.

Was bedeutet es für ein Kind, ein Trauma zu erleben?

Ein Trauma bedeutet immer eine tiefgreifende Erschütterung und damit einen Einschnitt oder gar einen Bruch unseres bisherigen Lebens – das gilt ganz besonders für Kinder.
Mit einem Mal gerät ihr Leben aus den Fugen, ist die Welt für sie unsicher und unberechenbar, scheint es für sie keinerlei Halt mehr zu geben. Gewohntes und Vertrautes sind schlagartig verändert oder existieren nicht mehr. Alles, „worauf man sich zuvor verlassen hat, scheint nicht mehr zu stimmen".[26]

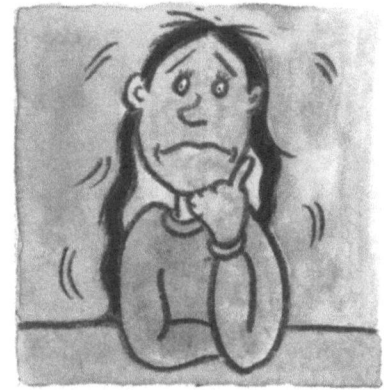

Ein Trauma ist also alles andere als eine „normale" Erfahrung. Dennoch gibt es auch **alltägliche Erlebnisse** – etwa ein Sturz von einer Schaukel – die für Kinder traumatisierend sein können. Außerdem gibt es **spezielle psychische Traumen**, wie z. B. sexuellen Missbrauch oder schwere chronische oder lebensbedrohliche Erkrankungen, die durch ihr Fortbestehen bzw. ihre Wiederholung das Unerwartete verlieren. Sie rufen in uns psychische Anpassungsmechanismen hervor, die uns das Ertragen des Geschehens möglicher machen.

Traumatische Erfahrungen lösen bei Kindern starke **seelische und körperliche Reaktionen** aus; Gefühle wie Angst, Hilflosigkeit, Verwirrung und innere Leere und Empfindungen von Kälte und Starre oder Zittern sind häufige unmittelbare Auswirkungen eines Traumas. Diese selbst können für Kinder schon überwältigend, bedrohlich und sehr verwirrend sein.
Zudem können traumatische Erlebnisse aufgrund ihrer Bedeutung zu einer Reihe weiterer **Auswirkungen** führen:

- So kann ein Trauma das **Vertrauen** eines Kindes in die Welt und das Leben tief verletzen.
  Gerade für Kinder sind ja Sicherheit, Geborgenheit und Vertrauen wichtig und notwendig. Ein Trauma verletzt gerade eben ihr Grundgefühl von Sicherheit bzw. ihr Gefühl, in einer sicheren, beständigen Welt zu leben, sowie ihr Bedürfnis nach Geborgenheit und Halt.

- Ein traumatisches Erlebnis bedeutet auch einen **Bruch in der Lebenslinie** eines Kindes. Es bildet eine Zäsur zwischen dem Vorher und dem Nachher bzw. einen Schnitt zwischen Vergangenheit und Zukunft.[27] Die Kontinuität des Lebens scheint unterbrochen zu sein.

Plötzlich ist vieles, vielleicht auch alles anders und mit einem Mal erlebt sich das Kind selbst verändert. Gleichzeitig ist es zwischen der Vergangenheit und der Zukunft gleichsam „verfangen"; mit der wiederholten Erinnerung an das Trauma und die Trauer um das, was es verloren hat, bleibt das Kind an die Vergangenheit gebunden; mit der Angst vor weiteren schlimmen Erlebnissen fürchtet es die Zukunft.

- So verändern traumatische Ereignisse häufig die Erwartungen eines Kindes an sein weiteres Leben.[28] Seine **Zukunft** kann ihm als völlig unberechenbar erscheinen und es mag das Gefühl, ja oft auch die Überzeugung gewinnen, dass jederzeit wieder etwas so Schlimmes geschehen kann.
  Das Erleben eines erschütternden Ereignisses kann somit für ein Kind quasi Modellcharakter bekommen.[29] Es tritt etwas zuvor Unvorstellbares ein und damit erscheint nun alles nur denkbar Schlimme möglich.[30] So verändern traumatische Erfahrungen sowohl die Art und Weise, wie Kinder fühlen, als auch jene, wie sie denken und die Welt betrachten.[31]

- Ein Trauma kann somit auch das, woran Kinder zuvor geglaubt haben, und das, was sie als gültig angesehen haben, erschüttern.
  So mag es zu einer Veränderung oder gar einem Verlust ihrer bisherigen **Vorstellungen vom Leben** und ihrer Überzeugungen und Werte führen. Ein Kind kann durch ein traumatisches Erlebnis etwa die Überzeugung gewinnen, dass die Welt schlecht und das Leben ungerecht ist. Oder es bildet den Glaubenssatz, dass es von niemandem Hilfe erhalten bzw. erwarten kann. Mitunter verletzt ein traumatisches Geschehen auch den Glauben eines Kindes an Gott oder an eine höhere Macht oder auch an das Gute im Menschen. Oftmals schwächt es auch seinen Glauben an sich selbst und an seine Fähigkeiten.

- Folglich stellt ein Trauma viele Kinder auch vor **grundlegende Fragen**.
  Oft beschäftigen sie Fragen nach dem Warum des Traumas, nach ihrer Schuld an dem Geschehenen sowie u. a. auch nach Gerechtigkeit oder nach Gott.

- Die Schwierigkeit oder gar Unmöglichkeit, über das Geschehene sprechen zu können, kann bei Kindern ein tiefes **Gefühl der Isolation** und des **Nicht-verstanden-Werdens** auslösen.[32] Dadurch kann sich ihr Verhältnis zu ihren Eltern, Geschwistern und Freunden/innen verändern und Freundschaften können manchmal auch verloren gehen.

- Von Menschen verursachte dramatische Situationen wie Terroranschläge und kriegerische Auseinandersetzungen oder körperliche Gewalt und sexueller Missbrauch können zudem das **Vertrauen** eines Kindes **in andere Menschen** oder in die Menschheit im Allgemeinen – und, sofern es innerhalb einer Familie oder in nahen Beziehungen zu Gewalt kommt, sein Vertrauen in die Liebe und in Beziehungen – erschüttern oder gar zerbrechen.[33]

- Trotz alledem kann ein Trauma auch eine **Erfahrung** sein, durch die Kinder mit der Zeit reifen und an Tiefe gewinnen können. Manche Kinder sind nach einem traumatischen Erlebnis innerlich stark gefestigt, haben an sozialer Reife und Verantwortungsgefühl gewonnen und zeigen eine tiefe Weisheit oder Spiritualität.

Was passiert bei einem Trauma in unserem Körper?

Um nachvollziehen zu können, was ein Trauma bei uns auslöst bzw. was dabei in unserem Körper vor sich geht, ist es hilfreich, einen Blick auf einige **physiologische Grundlagen** zu werfen. Die Auseinandersetzung mit den physiologischen Prozessen und Veränderungen während und nach einem traumatischen Erlebnis ist ein recht junges Forschungsgebiet; dementsprechend sind bislang auch noch viele Frage offen.

Die Bedeutung unseres Gehirns und unseres Nervensystems

Unser Gehirn besteht im Wesentlichen aus drei Teilen: aus
- der Großhirnrinde,
- dem Stammhirn und
- dem Mittelhirn.

Den Aufbau unseres Gehirns können wir uns ganz gut bildlich vorstellen, indem wir mit der rechten Hand eine Faust bilden. Das Handgelenk stellt dann unser Stammhirn und die Faust unser Mittelhirn mit dem Limbischen System dar. Legen wir nun unsere linke Hand um die rechte Faust, so gibt sie die äußere Hirnschicht, die Großhirnrinde wieder.[34]

Der Kortex bzw. die **Großhirnrinde** ist für unsere so genannten höheren Funktionen wie unsere Sprache, unser Denken und unsere Kreativität sowie für unser semantisches und prozedurales Gedächtnis zuständig.

Das **Stammhirn**, das auch Reptilienhirn genannt wird, steuert unsere unwillkürlichen elementaren Funktionen wie Atmung und Herzfrequenz.

Das **Limbische System**, das einen Teil des Mittelhirns bildet, ist an der Steuerung unserer Überlebensinstinkte und Reflexe beteiligt und ist für unsere Emotionen wesentlich zuständig. Es umfasst u. a.
- den Hypothalamus,
- die Amygdala und
- den Hippokampus.

Der **Hypothalamus** reguliert u. a. unsere Körpertemperatur sowie die Versorgung mit Nährstoffen und Flüssigkeiten.
Die **Amygdala** ist u. a. dafür zuständig, Emotionen und Reaktionen auf besonders affektive Erlebnisse – wie es auch traumatische Ereignisse sind – zu verarbeiten und ihre Speicherung zu ermöglichen. Während eines traumatischen Erlebnisses sowie bei der Erinnerung an dieses ist die Amygdala besonders aktiv.
Der **Hippokampus** verarbeitet u. a. Informationen, die ein Erlebnis in unserer persönlichen Geschichte zeitlich zuordnen, d. h. es in einen persönlichen zeitlichen Kontext setzen. Damit wird uns der Ablauf des Geschehens verständlich.

Soweit wir bisher wissen, werden während einer traumatischen Situation Hormone ausgeschüttet, welche die Aktivität des Hippokampus unterdrücken, jene der Amygdala jedoch unbeeinflusst lassen.[35]
Da die Aktivität des Hippokampus während des traumatischen Geschehens blockiert wird, kann er die Verarbeitung des Erlebens nicht optimal unterstützen. Folglich kann das Erlebnis nicht ausreichend verarbeitet und in einem zeitlichen Kontext gespeichert werden. Dies führt dazu, dass es „sich weiterhin in der Gegenwart manifestiert", so als würde es im jeweiligen Augenblick nochmals stattfinden.[36]
Hippokampus und Amygdala sind somit für die Erinnerung an ein Trauma sehr bedeutsam. Nur wenn beide völlig funktionsfähig sind, ist es uns möglich, ein traumatisches Erlebnis ausreichend zu verarbeiten, zu speichern und später wieder zu erinnern.

Das Limbische System beeinflusst auch das **Autonome Nervensystem (ANS)**, das die glatte Muskulatur und die Reaktion der Organe auf Stress und Entspannung steuert. So ist es auch für unsere Reaktion auf traumatische Erlebnisse – nämlich unsere Kampf-, Flucht- und Erstarrungsreaktion – verantwortlich.
Das ANS besteht aus zwei Anteilen, dem sympathischen und dem parasympathischen Nervensystem. Der **sympathische Teil** sorgt in unserem Körper für die Aktivierung bzw. Zufuhr von Energie. Sein Gegenspieler, der **parasympathische Teil**, ist hingegen für die Drosselung der Energie zuständig bzw. dafür, dass die aktivierte Energie wieder abgebaut wird und unser Körper in einen ausgeglichenen Zustand zurückkehren kann. Bildhaft gesprochen, können wir uns den Sympathikus als **Gaspedal** und den Parasympathikus als **Bremspedal** vorstellen.[37]
Im Normalzustand findet eine abwechselnde Aktivierung von Sympathikus und Parasympathikus statt.

Bei einer drohenden Gefahr aktiviert das Limbische System das Autonome Nervensystem, damit dieses auf die Bedrohung reagieren kann. Das ist eine notwendige und „normale, gesunde Überlebensreaktion".[38] Sie ist keine bewusste, sondern vielmehr eine „augenblickliche, instinktive Reaktion" auf eine

Bedrohung.[39] Es ist wichtig das hervorzuheben, da viele traumatisierte Menschen ihre Reaktionen auf ein traumatisches Erlebnis als unzureichend erleben und sich deswegen schuldig fühlen.

Das Limbische System reagiert auf traumatische Ereignisse, indem es **Hormone** ausschüttet, die unserem Körper signalisieren, dass er sich auf eine Abwehrreaktion vorzubereiten hat.

Dadurch kommt es u. a. zur Aktivierung des sympathischen Anteiles des Autonomen Nervensystems, wodurch eine Beschleunigung des Atems und der Herzfrequenz ausgelöst wird. Damit wird unser Körper auf eine **Kampf- oder Fluchtreaktion** vorbereitet.

Besteht eine unmittelbare Todesgefahr, d. h. ist eine Kampf- oder Fluchtreaktion nicht möglich, oder kommt es zu einer länger andauernden traumatischen Bedrohung, so aktiviert das Limbische System zudem den parasympathischen Anteil. Dadurch wird eine **Erstarrungsreaktion** ausgelöst.[40]

Erkennt das Limbische System also, dass in einer bedrohlichen Situation eine Flucht möglich ist, so wird unser Körper entsprechend vorbereitet. Bewertet das Limbische System die Situation so, dass eine Flucht nicht, ein Kampf jedoch sehr wohl sinnvoll sei, so löst es eine Kampfreaktion aus. Sind beide – Flucht und Kampf – nicht möglich, so erstarrt unser Körper.

Wie schon gesagt, werden diese Reaktionen instinktiv ausgelöst; sie sind somit von uns nicht willentlich steuerbar.

Bei lang anhaltenden Bedrohungen oder nach einem Trauma, bei dem unsere Reaktion nicht zu Ende gebracht werden konnte, bleibt das ANS, d. h. sowohl **Sympathikus** als auch **Parasympathikus**, in einem aktivierten Zustand. Während der sympathische Teil mit starken Überlebensenergien fertig zu werden hat, versucht der parasympathische Teil die Aktivierung zu drosseln. Das heißt, der Sympathikus steht auf dem Gaspedal, während der Parasympathikus auf die Bremse drückt. Dementsprechend erleben wir einerseits Symptome wie erhöhte Schreckhaftigkeit, Angstzustände und Erinnerungsblitze und andererseits solche wie Erschöpfung, innere Leere und Bedrücktheit. In diesem Fall bleibt das traumatische Erlebnis gleichsam „frei von jedem zeitlichen Bezug" weiter bestehen.[41] Wir erleben es dann so, als ob es im jeweiligen Moment neuerlich stattfinden würde.

Veränderungen, die durch ein Trauma ausgelöst werden

Bei einem traumatischen Erlebnis kommt es zu Veränderungen in unserem Gehirn. Diese Tatsache ist vor allem hinsichtlich der Auswirkungen eines Traumas auf die kindliche Entwicklung von großer Bedeutung.

Entwicklung des kindlichen Gehirns

Das kindliche Gehirn entwickelt sich entsprechend eines sich selbst organisierenden Prozesses.[42] Dieser findet vorerst autonom und mit zunehmenden Alter unter äußeren Einflüssen statt. Dabei erfolgt einerseits eine Spezialisierung einzelner Zellen. Andererseits werden durch immer wieder neu auftretende spezifische Anforderungen Nervenzellen gezwungen, „noch vorhandene Potenzen zur Bewältigung dieser Anforderungen abzurufen und auszuschöpfen".[43] So kommt es im Gehirn auf der Grundlage bereits bestehender Interaktionsmuster zur Ausbildung und Stabilisierung immer neuer Interaktionen, d. h. zu neuen neuronalen Verbindungen und synaptischen Verschaltungen.[44]

Veränderungen aufgrund von Belastungssituationen

Belastende bzw. bedrohliche Erlebnisse sind dann kontrollierbar, wenn sich die bereits vorhandenen Verschaltungen in unserem Gehirn grundsätzlich zu ihrer Bewältigung eignen. Erkennt oder findet unser Gehirn Möglichkeiten der Lösung bzw. Bewältigung des belastenden Ereignisses und können wir unsere Reaktion zu Ende führen, so lässt die durch das Ereignis hervorgerufene Aktivierung wieder nach und unser Körper kehrt in seinen ursprünglichen Zustand zurück.

Wiederholt auftretende **kontrollierbare Stressreaktionen** führen zu einer zunehmenden Stabilisierung und Effizienz der beteiligten neuronalen Netzwerke und Verbindungen.[45] Das fördert eine weitere Strukturierung unseres Gehirns und damit u. a. den Erwerb und die Ausprägung neuer Verhaltensmuster.

Nun gibt es allerdings auch **„unkontrollierbare Stressreaktionen"**; zu diesen kommt es dann, wenn wir eine belastenden Situation erleben, für die wir keine Möglichkeit der Bewältigung bzw. Lösung durch unser Handeln erkennen können und bei der die uns bisher zur Verfügung stehenden Reaktionen und Strategien nicht ausreichen.[46] Unkontrollierbare Stressreaktionen lösen in unserem Gehirn eine lang anhaltende Aktivierung aus. So kann es u. a. zu einer Destabilisierung der bereits vorhandenen synaptischen Verbindungen und neuronalen Netzwerke kommen.[47] Lang anhaltende unkontrollierbare Stressreaktionen dürften zur Löschung von Verhaltensweisen führen, die für die Beendigung einer Belastung nicht nützlich sind; damit wird eine „Neuorientierung und Reorganisation von bisherigen Verhaltensmustern" möglich.[48]

Die Veränderungen, die während eines traumatischen Erlebnisses in unserem Gehirn stattfinden, scheinen offenbar dann einzusetzen, wenn wir uns bei diesem Erlebnis hilflos und ausgeliefert fühlen.[49]

Hormone

Diese Veränderungen dürften u. a. die später auftretenden spezifischen traumatischen Erinnerungen verursachen, die sich ungewollt in unser Bewusstsein drängen. Kommt es nach einer Traumatisierung zu einer Situation oder zu bestimmten Reizen (z. B. Geräuschen oder Gerüchen), die uns an das Trauma erinnern, so erfolgt in unserem Körper eine neuerliche Aktivierung und auch eine übermäßige Ausschüttung von **Adrenalin und Noradrenalin**. Dies ruft u. a. eine panikartige Reaktion hervor. Diesen Prozess können wir beispielsweise beobachten, wenn ein Kind, das einen Reitunfall hatte, zu einem späteren Zeitpunkt in große Angst gerät, sobald sich ihm ein Pferd nähert.

Bei einem traumatischen Erlebnis kommt es auch zu einer übermäßigen Ausschüttung von **Endorphinen**. Dadurch wird während des Geschehens unsere Schmerzempfindung vermindert; da der Schmerz nicht so stark wahrnehmbar ist, werden Verletzungen erträglicher. Allerdings kann es durch ein Trauma zu einer generellen Veränderung unserer Schmerzwahrnehmung kommen. So können wir zu einem späteren Zeitpunkt in einer Situation, die uns an das Trauma erinnert, mitunter bestimmte Empfindungen nicht wahrnehmen oder uns wie betäubt fühlen.[50]

Die Veränderungen in unserem Gehirn und ihre Auswirkungen sind im Moment des Traumas und unmittelbar danach notwendig, damit wir dieses überleben und bewältigen können. Sie können jedoch problematisch werden, wenn sie nach dem traumatischen Ereignis längere Zeit unverändert weiter bestehen bleiben.[51] Dann ist eine therapeutische Unterstützung und Hilfestellung notwendig.

Der Körper erinnert sich

Bei extrem belastenden Erlebnissen spielt auch das sog. **somatische Nervensystem** (SomNS) eine Rolle. Dieses steuert unsere willkürlichen Bewegungen, die durch Kontraktionen der Skelettmuskulatur ausgelöst werden.[52] Mit Hilfe des SomNS führen wir also Bewegungen und Verhaltensweisen aus. In einer traumatischen Situation veranlasst das SomNS unsere Muskulatur die Reaktion auf das Ereignis – Kampf, Flucht oder Erstarrung – auszuführen. Zudem scheint es auch an der Codierung traumatischer Erlebnisse in unserem Gehirn beteiligt zu sein. Wenn wir uns später unabsichtlich oder bewusst in eine Körperhaltung begeben, die mit einem traumatischen Erleben zusammenhängt, können dadurch Erinnerungen an das Geschehnis wachgerufen und entsprechende Reaktionen ausgelöst werden.

Was passiert bei einem Trauma in unserer Psyche?

Bei einem Trauma sind wir zumeist mit der Plötzlichkeit, immer aber mit der Wucht, der extremen Belastung und Überforderung eines äußerst bedrohlichen Erlebnisses konfrontiert. Dabei werden wir **von einer Unzahl an Reizen und Informationen überflutet**; wir haben – wie schon oben erwähnt – viel zu schnell viel zu viel zu bewältigen.[53]

Von Gefühlsstürmen überströmt, die „konfus oder heftig widersprüchlich sind", erleiden wir „gleichzeitig oder in raschem Wechsel" **unterschiedlichste Gefühle** wie Todesangst, Ekel, Schmerz, Scham, Verzweiflung, Ohnmacht oder Wut.[54]

Da unsere „gewohnten Abwehrmechanismen und Verarbeitungsstrategien" überfordert sind, fühlen wir uns „schutz- und hilflos ausgeliefert".[55]

So kann uns ein Trauma so sehr überfordern, dass es unsere psychischen Funktionen, z. B. unsere Leistungsfähigkeit, Konzentrations- oder Merkfähigkeit, zumindest vorübergehend außer Kraft setzt.

Während oder als unmittelbare Folge eines Traumas kommt es zumeist zu sog. **Dissoziationen**.

Sie sind stets Ausdruck unseres seelischen **Selbstschutzes**, der uns das Überleben von extrem belastenden Situationen ermöglicht. Dabei werden Teile unserer Wahrnehmung bzw. unseres Erlebens aufgespalten oder abgespalten bzw. ausgeblendet.[56] Es kommt also in uns zu einer Art Spaltung, wobei neben den durch das Trauma verletzten Anteilen auch unversehrte Teile in uns bestehen bleiben.[57] Diese Spaltung bzw. das Phänomen der Dissoziation wird in ganz ähnlicher Weise seit jeher von Schamanen/innen verschiedenster Erdteile beschrieben. Diese gehen davon aus, dass durch den Schock eines traumatischen Erlebnisses gleichsam „ein Teil unserer Seele verloren geht" und in einer anderen Dimension oder Wirklichkeit Zuflucht findet. Der „verlorene Seelenanteil" könne – so die Schamanen/innen – von einem Schamanen bzw. einer Schamanin im Rahmen eines Rituals gesucht, gefunden und wieder zurückgebracht werden.[58]

Zur Dynamik eines Traumas

Der Verlauf eines Traumas

Wir können uns eine Traumatisierung **dynamisch verlaufend** vorstellen; ein Trauma trifft uns zu einem bestimmten Zeitpunkt unseres Lebens in einer bestimmten Lebenssituation.
Dabei spielt unsere bisherige Lebensgeschichte, insbesondere frühere traumatische Ereignisse, unsere Persönlichkeit und unser soziales Umfeld eine entscheidende Rolle.
Auf das schlimme Ereignis folgt unsere Reaktion bzw. der uns zu diesem Zeitpunkt zur Verfügung stehende bestmögliche Umgang mit diesem und in der Folge der Prozess unserer Bewältigung.[59]
So dürfen wir ein Trauma nicht nur im Moment des Geschehens, sondern auch in Zusammenhang mit unserem bisherigen Leben, unserem gegenwärtigen Lebenskontext und unserer Reaktion sehen.

Das zentrale Thema eines Traumas

Jedes traumatische Erlebnis scheint ein bestimmtes Thema aufzuweisen, das unsere Betroffenheit wesentlich prägt. Besteht das Trauma in einem Unfall mit schweren körperlichen Verletzungen und großen Schmerzen, so wird die körperliche Verletzbarkeit das zentrale Thema des Traumas bilden.[60]
Nach einem Trauma durch den plötzlichen Verlust eines geliebten Menschen kann das grundlegende Thema in der Angst vor einem neuerlichen Verlust eines uns lieben Menschen liegen.

Die Bedeutung der Selbstheilung nach einem Trauma

In Analogie zu unserem Körper, der überlastet werden kann, kann auch unsere Seele durch einzelne oder wiederholte extreme Belastungen überfordert und damit verletzt bzw. traumatisiert werden.[61]
Dieses Gleichnis zwischen körperlichen und psychischen Verletzungen spiegelt sich sehr anschaulich auch in unserer Alltagssprache wider, so etwa in Ausdrücken wie „das bricht mir das Herz", „das hat ihn gebrochen" oder „das macht sie kaputt".
Die Analogie zeigt sich auch in der Tatsache, dass sowohl unser Körper als auch unsere Seele die Fähigkeit zur **Selbstheilung** in sich bergen. Entsprechend wird bei körperlichen ebenso wie bei seelischen Verletzungen ein Selbstheilungs-

prozess in Gang gesetzt. Folglich können wir die psychischen Vorgänge bzw. Folgen und Symptome, die durch ein Trauma ausgelöst werden, als Versuche unserer Seele verstehen, sich selbst zu heilen.

Um den Selbstheilungsprozess zu unterstützen, bedarf es sowohl bei körperlichen als auch bei seelischen Verletzungen zumeist einer **unmittelbaren Versorgung**. So wie wir eine körperliche Wunde verarzten, indem wir sie reinigen, desinfizieren und verbinden, so können wir bei einer seelischen Verletzung durch emotionale Zuwendung, Da-Sein und Zuhören erste Hilfe leisten. Wir können einem Kind z. B. unsere Hand auf den Rücken legen und ihm versichern, dass seine Reaktion – etwa sein Zittern oder Weinen – völlig okay ist.[62]

> **Zusammenfassend:**
> Bei einem traumatischen Erlebnis werden wir von Reizen und Informationen überflutet; wir erleben unterschiedlichste Gefühle wie z. B. Angst, Verzweiflung, Hilflosigkeit, Orientierungslosigkeit, Wut und Scham.
> Eine Traumatisierung nimmt einen dynamischen Verlauf; dabei spielen unsere Lebensgeschichte, unsere Persönlichkeit, unsere aktuellen Lebensumstände zum Zeitpunkt seines Geschehens sowie unsere Reaktionen auf das Ereignis eine wichtige Rolle.
> So wie bei einer körperlichen Verletzung in unserem Körper Selbstheilungskräfte mobilisiert werden, so wird bei einem Trauma in unserer Psyche ein Selbstheilungsprozess in Gang gesetzt.

Wie reagieren Kinder auf ein traumatisches Ereignis?

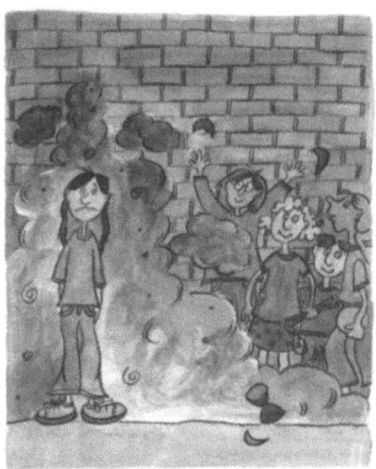

Während und unmittelbar nach einem bedrohlichen Ereignis erleben Kinder ebenso wie Erwachsene eine Reihe von körperlichen und psychischen Reaktionen.

Unmittelbare körperliche Reaktionen

Zu den körperlichen Reaktionen zählen u. a. eine **erhöhte Pulsfrequenz**, eine Erhöhung des Blutdrucks und eine **raschere Atmung**. Oft erfolgt eine erhöhte Spannung der Muskulatur und eine geringere Durchblutung der Körperperipherie, die zu einem **Kältegefühl** und zu Blässe führen kann.[63]
In Sinne einer gesteigerten vegetativen Reaktion kann es auch zu **Übelkeit**, Erbrechen und manchmal auch zu ungewolltem Harnverlust kommen.
Sehr oft reagieren wir in einer traumatischen Situation mit **Zittern** oder Schütteln. Das sind wichtige Reaktionen; durch sie entlädt sich unser Körper von der enormen Energie, die durch die Bedrohung in ihm aktiviert wurde. So kann sich wieder sein ursprüngliches Energieniveau einstellen.[64]

Die achtjährige Pia wurde z. B. ganz blass, zitterte am ganzen Körper und hatte eine starkes Kälteempfinden, als ihre Mama neben ihr ohnmächtig zusammenbrach.

Unmittelbare psychische Reaktionen

Neben den körperlichen lösen traumatische Ereignisse starke psychische Reaktionen wie Angst, Hilflosigkeit, Verwirrung, Entsetzen oder innere Leere und Erstarrung hervor.

Kinder erleben solche Geschehnisse oft wie in einem Film, wie in Zeitlupe oder so, als würden sie dabei durch einen Tunnel schauen. Viele Kinder haben den Eindruck, nicht bei sich oder in ihrem Körper zu sein, oder sie fühlen sich benommen und dumpf. Diese Wahrnehmungen sind normale Reaktionen auf ein überwältigendes Ereignis. Sie sind eine Art Spaltung, werden – wie wir schon wissen – als Dissoziation bezeichnet und helfen Kindern, traumatische Situationen zu überleben und dabei weiterhin „funktionieren" zu können.[65]

Instinktive Reaktionsweisen

Die drei uns zur Verfügung stehenden instinktiven Reaktionsweisen bzw. Überlebensstrategien – Kampf, Flucht und Erstarrung – zeigen sich auch in den unmittelbaren Reaktionen von Kindern.

So reagieren manche Kinder auf ein schlimmes Erlebnis mit **körperlicher Unbeweglichkeit** und **Erstarrung**; sie wirken dann wie **eingefroren**, sind ganz blass, in ihrer Mimik erstarrt und in sich gekehrt. Mitunter scheinen sie auf äußere Reize, z. B. auf unseren Versuch, sie anzusprechen, nicht zu reagieren. Es mag sein, dass wir den Eindruck bekommen, dass ein betroffenes Kind **gleichgültig oder unbeteiligt** ist. Doch das trügt; Kinder mit diesen Anzeichen zeigen eine Reaktion der Erstarrung, die in diesem Moment für sie die bestmögliche Überlebensstrategie ist.

Andere Kinder reagieren mit heftigen Gefühlen von **Trauer, Hilflosigkeit oder Wut** und weinen oder schreien. Dabei rufen sie vielleicht nach ihrer Mama oder einem anderen für sie wichtigen Menschen. Manche Kinder sind **körperlich unruhig**, verwirrt oder **desorientiert**; mitunter möchten sie weglaufen oder sie sind aggressiv. Manchmal wehren sie sich z. B. auch dagegen, getröstet zu werden, und schlagen um sich. Kinder, die auf diese Weise auf ein traumatisches Erlebnis reagieren, zeigen ein Flucht- oder Kampfverhalten.

Generell reagieren viele Kinder mit **Zittern, Schütteln oder Weinen**. Wie schon gesagt, ist das immer ein Ausdruck dafür, dass sich die enorme mobilisierte Energie entlädt und wieder auflöst; wir sollten daher nicht versuchen, diese Reaktionen zu unterbrechen, indem wir z. B. das Kind zu fest halten.

Peter Levine beschreibt einen Vater, dessen Kind am Spielplatz stürzte und danach heftig weinte und zitterte. Der Vater unterstütze sein Kind, indem er sagte: „Es ist okay. Du zitterst und schüttelst Dich ganz genau so, wie die Blätter der Bäume gerade zittern. Siehst Du wie die Blätter zittern?" Das Kind blickte zu den Bäumen, wurde dadurch von seiner Angst und Überwältigung abgelenkt und konnte sich allmählich wieder entspannen. Der Vater ließ also das Zittern zu und unterstütze es, indem er das Bild der zitternden Blätter verwendete. Dadurch konnte sein Kind den Prozess der Verarbeitung des Sturzes zu einem Ende bringen.[66]

In der Zeit nach einem Trauma mag uns ein Kind **„normal" und scheinbar unverändert** vorkommen. Womöglich haben wir den Eindruck, dass es mit dem Geschehenen überraschend gut zurechtkommt. Das kann jedoch trügen. Oft zeigen Kinder erst zu einem späteren Zeitpunkt Folgesymptome. Das ist z. B. häufig dann der Fall, wenn es nach einem traumatischen Ereignis in einer Familie sehr große Belastungen oder Spannungen gibt.

So kann es etwa aufgrund eines Unfalles, bei dem ein Elternteil schwer verletzt worden ist, zu zahlreichen innerfamiliären Belastungen und Veränderungen kommen (z. B. zu einer Behinderung des betroffenen Elternteiles oder zu finanziellen Problemen). Manche Kinder **„funktionieren"** trotz, oder gerade wegen dieser **Belastungen** recht gut und scheinen vorläufig durch das Trauma weitgehend unbeschadet zu sein. Häufig zeigen sich die Auswirkungen des dramatischen Erlebnisses und die seelische Belastung des Kindes erst dann, wenn sich das Leben in ihrer Familie etwas stabilisiert oder annähernd normalisiert hat und wieder Routine in den Alltag eingetreten ist.

Dies war bei der neunjährigen Martha der Fall. Sie hatte einen schweren Reitunfall ihrer jüngeren Schwester miterlebt. Eva war deshalb ein halbes Jahr in einem Krankenhaus. Sie hatte mehrere Operationen und nach ihrer Entlassung zahlreiche weitere regelmäßige medizinische Behandlungen und Untersuchungen. Marthas Mutter verbrachte einen Großteil der sechs Monate mit Eva im Spital und konnte daher in dieser Zeit kaum für Martha da sein. Erst nachdem Eva einige Monate wieder zu Hause war und es ihr zunehmend besser ging, zeigte Martha eine Reihe von Folgesymptomen. Sie litt an Schlafschwierigkeiten, Alpträumen, starker Unruhe und Gereiztheit sowie an Ängsten, insbesondere davor, von ihrer Mutter getrennt zu sein.

Wenn wir also den Eindruck haben, dass ein Kind nach einem traumatischen Erlebnis unverändert und scheinbar so wie zuvor ist, dann sollten wir bedenken, dass es die Auswirkungen des Ereignisses mitunter auch erst zu einem späteren Zeitpunkt zeigen kann.

Welche Faktoren tragen zur Entstehung von Folgesymptomen bei?

Ob ein erschütterndes Erlebnis auf ein Kind traumatisierend wirkt oder nicht bzw. in welchem Ausmaß es zu Folgesymptomen kommt, hängt von verschiedenen Faktoren ab.

Die Art und das Ausmaß des traumatischen Ereignisses

Bei der Entstehung einer Traumatisierung bzw. von posttraumatischen Folgesymptomen sind das **Ausmaß des bedrohlichen Ereignisses** sowie die Anzahl gleichzeitig stattfindender bzw. weiterer erschütternder Geschehnisse wesentlich.[67, 68, 69]
Führt ein schlimmes Erlebnis zu weiteren bedrohlichen Vorkommnissen (z. B. zu schweren körperlichen Verletzungen und anschließenden Behandlungen), so mag die Wahrscheinlichkeit der Entstehung von Folgesymptomen größer sein als bei einem einmaligen Geschehen, das keine weiteren dramatischen Folgen mit sich bringt.
Wird ein Kind beispielsweise bei einem Brand schwer verletzt und muss im Anschluss daran längere Zeit im Spital verbringen, verschiedene medizinische Eingriffe und Behandlungen über sich ergehen lassen und mit bleibenden Narben zurechtkommen, so ist aufgrund der Dichte dieser dramatischen Geschehnissen die Gefahr einer schweren Traumatisierung sehr hoch. Hat ein Kind hingegen einen leichten Sportunfall, bei dem es weitgehend unverletzt bleibt, so wird bei ihm die Wahrscheinlichkeit einer Traumatisierung viel geringer sein.
Die Folgen sind umso gravierender, wenn es zu wiederholten oder sich fortsetzenden Traumatisierungen kommt, wie dies z. B. zumeist bei sexuellem Missbrauch oder körperlicher Misshandlung der Fall ist. Dies trifft umso mehr zu, wenn der Missbrauch oder die Gewalt innerhalb der Familie, also dort, wo sich das Kind sicher und geborgen fühlen sollte, stattfindet.

Sind von dem Trauma nicht nur das Kind selbst, sondern auch andere Menschen betroffen, dann werden die Auswirkungen des Ereignisses auch durch die emotionale Nähe bzw. die Beziehung des Kindes zu diesen Menschen beeinflusst.[70] Je inniger das Kind mit ihnen verbunden ist, umso stärker wird es betroffen sein.

Mit Sicherheit ist der **Verlust** eines geliebten Menschen eines der schwerwiegendsten Ereignisse, die einem Kind widerfahren können. Der Tod einer wichtigen Bezugsperson kann selbst traumatisierend sein – umso mehr, wenn dieser im Zuge eines schlimmen Erlebnisses stattfindet.

Die Entstehung von Folgesymptomen dürfte zudem auch dadurch beeinflusst werden, ob und in welchem Umfang ein Kind durch das Ereignis körperliche Verletzungen und Schmerzen erfährt.

Die Wahrscheinlichkeit und Schwere einer Traumatisierung und damit das Ausmaß posttraumatischer Folgesymptome hängen somit nicht nur von dem Ereignis selbst ab, sondern auch von seinen Begleitumständen und weiteren Folgen.

Das Erleben von Hilflosigkeit

Die Wahrscheinlichkeit, dass ein bedrohliches Erlebnis auf ein Kind traumatisierend wirkt, dürfte wesentlich davon abhängen, ob und in welchem Ausmaß es sich während des Ereignisses hilflos fühlt.

Das Erleben von **Hilflosigkeit** bzw. die Erfahrung, keinerlei Einflussmöglichkeit auf das Geschehen zu haben, scheint ein Schlüsselfaktor bei der Entstehung einer Traumatisierung zu sein.[71, 72]

Hat ein Kind das Gefühl, etwas gegen die Gefahr bzw. für seinen Schutz unternehmen zu können, dann dürfte sich das Risiko einer Traumatisierung verringern. Dies wäre z. B. dann der Fall, wenn ein Kind in einer Gefahrensituation selbst Hilfe rufen bzw. organisieren kann.

Bezugspersonen und wichtige Beziehungen

Kinder erleben durch konstante, liebevolle und **unterstützende Beziehungen** zu Erwachsenen – insbesondere zu ihren Eltern – und anderen Kindern **Geborgenheit, Sicherheit und Stabilität**. Speziell in der Zeit nach einem traumatischen Geschehnis ist das besonders wichtig. Lebt ein Kind jedoch in einer Familie, in der es z. B. immer wieder Konflikte oder auch die Gefahr von Trennungen gibt und ist dadurch sein Leben instabil und unsicher, so fehlt es ihm dadurch an Halt und Sicherheit. Das kann seine Bewältigung eines Traumas erschweren. Das ist auch der Fall, wenn ein Kind wenige oder gar keine Freunde hat.

Die Entstehung von Folgeerscheinungen kann auch dadurch beeinflusst werden, wie die Eltern, Geschwister und andere wichtige Bezugspersonen auf das traumatische Erlebnis reagieren und mit dem betroffenen Kind umgehen.[73] Sind

Eltern ihrem Kind gegenüber **verständnisvoll und tröstend** und gelingt es ihnen, mit ihm einfühlsam über das Geschehene zu sprechen, so tragen sie entscheidend zu seiner Bewältigung des Traumas bei.

Ist es den Eltern oder Bezugspersonen jedoch nicht möglich, ihr Kind emotional zu unterstützen und ihm Beistand zu leisten oder verhalten sie sich gar **ablehnend oder fordernd** – indem sie z. B. das Kind auffordern, sich „zusammenzureißen" oder nicht mehr an das schlimme Geschehen zu denken –, so erschweren sie damit seinen Bewältigungsprozess.

Mit der inneren Welt ihrer Bezugsperson verbunden

Manche Eltern leiden selbst so sehr unter dem traumatischen Erlebnis ihres Kindes, dass sie stark belastet und in ihrer Befindlichkeit und psychischen Stabilität sehr beeinträchtigt sind. Da Kinder jedoch auf **„die inneren Welten ihrer Pflegepersonen eingestimmt** sind", nehmen sie deren seelische Belastungen und Beschwerden intensiv wahr und übernehmen diese mitunter auch, d. h. sie spiegeln dann die Symptome ihrer Eltern wider.[74] Dadurch kann es bei den Kindern zu einer Verstärkung ihrer eigenen posttraumatischen Reaktion kommen.[75]

Manche Kinder fühlen sich zudem für ihre Eltern besonders verantwortlich und versuchen, sie möglichst wenig zu belasten, zu schonen oder über dies hinaus sogar zu entlasten. Wirken Eltern diesen Bestrebungen nicht entgegen, dann können sich die Kinder mit dem Erlebten und ihren Problemen alleine gelassen fühlen, wodurch sich ihr Bewältigungsprozess wiederum erschweren kann.

Die Entwicklungsphase des Kindes

Ob ein Ereignis traumatisierend wirkt oder nicht, dürfte auch von der kognitiven, emotionalen und sozialen Entwicklungsphase abhängen, die ein Kind zum Zeitpunkt seines Auftretens durchlebt.[76] Die Entwicklungsphase scheint allerdings auch darauf Einfluss zu nehmen, „welche Art von Erlebnissen" überhaupt „als traumatisch empfunden werden".[77] Das hat damit zu tun, dass die jeweilige Entwicklungsstufe das kindliche Verständnis seiner Erfahrungen beeinflusst.[78] So prägt etwa das magische Denken das Erleben von Vorschulkindern und damit auch ihre Auffassung von schlimmen Ereignissen. Viele glauben z. B. diese durch einen bösen Gedanken oder durch Gefühle wie Ärger oder Zorn verursacht zu haben.

Grundsätzlich können wir sagen: Je jünger ein Kind ist und je weniger Möglichkeiten es hat, mit einer traumatischen Situation umzugehen, umso eher wird sein Körper in dem aktivierten Zustand verbleiben und umso eher wird es Folgesymptome entwickeln.[79]

Frühere und aktuelle Belastungen

Die Entstehung einer Traumatisierung bzw. von Folgesymptomen wird auch durch früher erlebte Traumen sowie eine zum Zeitpunkt des schlimmen Ereignisses bestehende **akute psychische Belastung** beeinflusst. Bestehen frühere oder aktuelle Belastungen, so kann die Widerstandskraft eines Kindes gegenüber traumatischen Erlebnissen bzw. seine Fähigkeit, diese zu bewältigen, herabgesetzt und damit seine Verwundbarkeit erhöht sein.

Dies scheint damit zusammenzuhängen, dass durch eine frühere, noch nicht aufgelöste bzw. bewältigte Traumatisierung unser Körper im Zustand der erhöhten Aktivierung verbleibt. Durch ein weiteres bedrohliches Ereignis geraten wir daher rascher in einen neuerlichen starken Erregungszustand, der entsprechende Symptome auslösen kann.

Schützende Faktoren

Schutzfaktoren – sog. **protektive Faktoren** – wirken den Auswirkungen eines traumatischen Erlebnisses gleichsam entgegen. Sie können die Entstehung von negativen Folgen eines Traumas reduzieren bzw. verhindern oder – sofern diese bereits vorhanden sind – „wieder ausgleichen" und haben damit eine korrigierende Wirkung.[80]

Schutzfaktoren können sowohl äußere Bedingungen als auch persönliche Merkmale sein. Zu ihnen zählen u. a.[81]
- eine stabile, vertrauensvolle und liebevolle Beziehung,
- soziale Integration und Unterstützung,
- sportliche oder schulische Erfolge,
- eine optimistische, fröhliche Persönlichkeit und
- eine gut ausgeprägte Durchsetzungsfähigkeit.

Emmy Werner, eine amerikanische Psychologin, hat in einer über vierzig Jahre dauernden Längsschnittuntersuchung die Bedeutung der protektiven Faktoren erforscht.[82] Sie hat auf der Hawaii-Insel Kauai 698 Kinder und spätere Erwachsene in unterschiedlichen Lebensphasen (mit einem, zwei, zehn, achtzehn, 32 und 40 Jahren) untersucht. Die Kinder waren verschiedenen Risikofaktoren (z. B. Alkoholismus der Eltern oder Armut) ausgesetzt und hatten einige gravierende politische und soziale Veränderungen miterlebt (u. a. die Ermordung John F. Kennedys). Im Alter von 20 Jahren und circa zehn Jahre später hatten sie erlebt, wie ein Hurrikan auf der Insel massive Verwüstungen verursacht hat. Emmy Werner entdeckte aufgrund dieser Langzeituntersuchung drei Gruppen von **Schutzfaktoren**, nämlich[83]
- persönliche Merkmale der Kinder,
- ihre Beziehungen zu wichtigen Bezugspersonen und
- soziale Unterstützung.

Persönliche Merkmale

Kinder mit bestimmten Merkmalen sind weniger anfällig für eine Traumatisierung. So scheinen Kinder mit einer zumindest durchschnittlichen **Intelligenz**, guten schulischen **Fähigkeiten** und/oder einem **Temperament**, das auf andere positiv wirkt, Widrigkeiten und Belastungen eher gewachsen zu sein als Kinder und Jugendliche, die nicht über diese Merkmale verfügen.
Zu den persönlichen Merkmalen zählt auch die Fähigkeit eines Kindes, „Aufmerksamkeit und ein positives Interesse der Umgebung auf sich zu ziehen".[84] Dadurch erleben Kinder Beachtung und Zuwendung und erhalten im Bedarfsfall auch eher eine Hilfestellung.

Beziehungen zu wichtigen Bezugspersonen

Zudem haben positive Beziehungen der Kinder zu wichtigen Bezugspersonen – zu ihren Eltern, Geschwistern und Großeltern – eine wesentliche schützende Wirkung. Folglich sind jene Kinder durch Belastungen weniger beeinträchtigt, die eine emotionale Bindung zu Menschen haben, die ein **Elternersatz** sein können (insbesondere Großeltern, ältere Geschwister und Lehrer/innen) und die sie in ihrem **Vertrauen**, ihrer **Selbständigkeit** und ihrer Eigeninitiative fördern.

Soziale Unterstützung

Schließlich bilden **soziales Eingebundensein** und soziale Unterstützung den dritten Bereich protektiver Faktoren. So sind jene Kinder belastbarer, die von Gruppen oder Institutionen wie z. B. ihrer Schule, einer religiösen Gemeinschaft oder Jugendgruppe Unterstützung erhalten; dies ist insbesondere dann der Fall, wenn diese Gruppierungen die Kinder in ihren Kompetenzen fördern und ihnen Zuversicht und den Glauben an das Leben vermitteln.

Weitere Aspekte

Das Erziehungsverhalten der Eltern und die Schule als Schutzfaktoren
Zu einem der wichtigsten Schutzfaktoren zählt ein kompetentes Erziehungsverhalten der Eltern.[85]
So hat das Vermögen von Eltern, auf ihre Kinder **einfühlsam** einzugehen und sie emotional zu unterstützen, eine sehr wichtige schützende Wirkung, da Kinder dadurch Sicherheit, Zuwendung und Verlässlichkeit erleben; diese Aspekte wirken wiederum protektiv.[86]

Auch die **Schule**, die ja ein Ort ist, an dem Kinder einen Großteil ihrer Zeit verbringen, kann eine wesentliche schützende Wirkung haben. Das ist umso mehr der Fall, wenn sie eine hohe Qualität aufweist, insbesondere was die strukturellen Bedingungen anlangt. So können die **Qualität der Beziehung** zwischen den Kindern und den Lehrern/innen, die Ausstattung der Schule, die Möglichkeiten zur **Mitarbeit und Kooperation** der Kinder sowie die didaktischen Fertigkeiten der Lehrer/innen protektiv wirken. Darüber hinaus kann die Schule vor allem dann ein Schutzfaktor sein, wenn sie zum einen „Rahmenbedingungen schafft", die es Kindern ermöglichen, Beziehungskompetenzen und andere Fähigkeiten „zu entwickeln und auszuprobieren". Und wenn sie ihnen zum anderen **„positive Verhaltensmodelle"** bietet, an denen sich die Kinder orientieren können.[87]

Das Zusammenspiel der Schutzfaktoren

Emmy Werner zeigt in ihrer Untersuchung auch die **Wechselwirkung** zwischen den einzelnen protektiven Faktoren auf. So trägt beispielsweise das ruhige, einnehmende Wesen eines Babys dazu bei, dass es viel Zuwendung erhält. Diese stärkt wiederum die Belastbarkeit des Kindes. Ein „positives Zusammenspiel" zwischen Kindern und Eltern führt bei den Kindern außerdem zu mehr Selbständigkeit, sozialer Reife und in der Folge zu besseren schulischen Fertigkeiten.[88] Diese Faktoren ermöglichen es den Kindern wiederum, eher mit Belastungen zurechtzukommen.

Die Bedeutung von Schutzfaktoren während eines Traumas

Den protektiven Faktoren kommt nicht nur in der Zeit nach einem traumatischen Erlebnis, sondern auch während diesem eine entscheidende Rolle zu. Die Gefahr einer Traumatisierung bzw. der Entstehung von Folgesymptomen scheint geringer zu sein, wenn während eines erschütternden Ereignisses schützende Faktoren, wie etwa die Anwesenheit, **Zuwendung** oder der **Zuspruch** eines lieben Menschen, gegeben sind.
So sind die Familie und andere nahe Bezugspersonen bei und nach einem Trauma für Kinder „gewöhnlich eine sehr wirkungsvolle Quelle des Schutzes gegen Traumatisierung"; viele Kinder sind „erstaunlich belastbar, solange eine sorgende Person emotional und physisch für sie da ist".[89]

Resilienz – psychische Widerstandskraft

Im Zusammenhang mit den protektiven Faktoren ist auch die psychische Widerstandskraft, die sog. Resilienz, zu erwähnen. Sie ist mit den Schutzfaktoren eng verbunden und lässt sich mit der körperlichen **Immunität** vergleichen.[90] So wie unser Immunsystem dafür sorgt, dass unser Körper z. B. mit Infektionen umgehen und diese überwinden kann, so trägt die Resilienz dazu bei, dass wir mit psychischen Belastungen zurechtkommen und sie bewältigen können. Unter

Resilienz können wir also unsere Fähigkeit verstehen, bestehende Risiken zu vermindern oder auszugleichen, **negative Einflüsse zu überwinden** und trotz gegebener Belastungen dennoch positive Kompetenzen zu erwerben.[91]
Von resilienten, also widerstandsfähigen Kindern können wir dann sprechen, wenn sie sich trotz Belastungen und bedrohlichen Erfahrungen gut entwickeln, ihre Fähigkeiten entfalten und sich von den Belastungen erholen können.[92]

Die Resilienz ist innerhalb einer bestimmten Bandbreite Schwankungen ausgesetzt. So ist sie u. a. von unserer Müdigkeit, unserem körperlichem Wohlbefinden oder bestehenden Alltagsbelastungen abhängig.[93]
Bei ihrer Entwicklung spielt neben positiven, liebevollen Beziehungen und Bindungen auch die Erfahrung einer „**gelungenen Bewältigung**" von früheren Belastungen eine wichtige Rolle.[94] Erlebt ein Kind, dass es einer Belastung gewachsen ist und sie überwinden kann, dann wird es aus dieser „gestärkt hervorgehen" und damit eine „günstige Voraussetzung" für die erfolgreiche Bewältigung späterer Anforderungen gewinnen.[95]

> **Zusammenfassend:**
> Die Entstehung von Folgesymptomen eines traumatischen Erlebnisses wird durch
> - die Art und das Ausmaß des Ereignisses,
> - das Erleben von Hilflosigkeit,
> - Bezugspersonen und wichtige Beziehungen,
> - die Entwicklungsphase des Kindes zum Zeitpunkt des Traumas,
> - frühere Traumatisierungen und/oder eine akute psychische Belastung zur Zeit des Traumas sowie durch
> - Schutzfaktoren (sog. protektive Faktoren) beeinflusst.
>   Zu den Schutzfaktoren zählen bestimmte persönliche Merkmale des Kindes (z. B. ein gut ausgeprägtes Durchsetzungsvermögen), unterstützende Beziehungen (vor allem zu seinen wichtigsten Bezugspersonen) sowie soziale Unterstützung.
>   Den Eltern und der Schule des Kindes kann eine besondere protektive Wirkung zukommen.
>   Die Schutzfaktoren sind eng mit der Resilienz verbunden; sie lässt sich mit der körperlichen Immunität vergleichen. So wie unser Immunsystem unseren Körper schützt, so ermöglicht uns die Resilienz, mit psychischen Belastungen zurechtzukommen.

Die Bedeutung der Phantasie – Verstehen und Ungeschehenmachen eines Traumas

Die Verarbeitung eines traumatischen Erlebnisses wird wesentlich durch die Bedeutung, die wir ihm zuschreiben, beeinflusst. Das **Verstehen und die Interpretation eines traumatischen Geschehens** sind daher „Dreh- und Angelpunkt" für seine Bewältigung.[96]

Das gilt für uns Erwachsene genauso wie für Kinder. Wie ein Kind ein bedrohliches Erlebnis versteht, zuordnet und interpretiert, ist ganz eng mit seiner Phantasie verbunden.[97, 98] Sie trägt somit wesentlich zu der kindlichen Bewältigung eines Traumas bei. Dabei kommt im Besonderen auch den sog. traumakompensatorischen bzw. ausgleichenden Phantasien eine Bedeutung zu.

Verstehen können

Kinder können sich von den tatsächlichen **Umständen und Bedingungen**, die zu einem traumatischen Geschehen geführt haben, noch keine oder nur eine begrenzte Vorstellung machen. Das liegt daran, dass sie etwa „die komplexen technischen Abläufe und menschlichen Handlungen", die eine bedrohliche Situation auslösen, „noch nicht überblicken bzw. gedanklich rekonstruieren" können.[99]

Wenn es einem Kind (noch) nicht möglich ist, ein Erlebnis (völlig) zu verstehen, malt es sich alle möglichen Gründe, Bedingungen und Folgen des Ereignisses aus. Damit wird ihm das unfassbare, unbegreifliche Geschehen nachvollziehbarer.

Unabhängig davon neigen Kinder dazu, Geschehnisse – auch „überpersönliche Abläufe wie Naturkatastrophen" – **auf sich zu beziehen** bzw. deren Ursache bei sich zu suchen.[100]

Indem sie das, was sie noch nicht verstehen können, auf sich beziehen und mit ihren Vorstellungen zu erklären versuchen, gelingt es Kindern das Geschehene – auf ihre ganz persönliche Weise – zu begreifen.

So glauben viele Kinder, dass sie selbst für das Zustandekommen eines schlimmen Ereignisses verantwortlich sind, weil sie etwa nicht ganz folgsam waren oder etwas „Böses" gedacht haben. Das Erlebnis wird damit in ihrer Vorstellung zu einer **Bestrafung** für etwas, das sie gedacht, gesagt, getan oder auch unterlassen haben.

Die Bedeutung der Phantasie

Lilli, ein kleines Mädchen, war davon überzeugt, dass sie am schlimmen Radunfall ihres jüngeren Bruders Schuld war; sie hatte sich ja über ihn so sehr geärgert und sich gewünscht, dass er einfach verschwinden würde.

Die Phantasie eines Kindes prägt also sein Erleben eines Traumas. Damit bildet es auch die Grundlage für seinen Umgang mit diesem und schließlich für seine Bewältigung.
Kinder sprechen allerdings kaum über ihre Phantasien; sie können diese (noch) nicht in Worte fassen oder gehen etwa davon aus, dass andere die Situation ohnehin so sehen wie sie.
Ihre Reaktionen auf eine extrem belastende Situation basieren daher oft auf unrealistischen, den tatsächlichen Gegebenheiten nicht entsprechenden Interpretationen, von denen wir – zumindest vorerst – oft keine Kenntnis haben.[101]

Leonore Terr erzählt von einem Mädchen, dessen Gesicht durch einen Unfall schwer entstellt worden war.[102] Einige Zeit nach dem Vorfall stellte die Kleine fest, dass sie früher wohl ein Teufel gewesen sein muss; nun war sie dafür mit den Verbrennungen in ihrem Gesicht bestraft worden.

Vor allem jüngere Kinder glauben, dass sie schlecht oder gar gefährlich sind und ganz schlimme Dinge geschehen würden, wenn sie ihre „**bösen**" **Gefühle** wie z. B. Ärger oder Neid oder ihre „bösen" Gedanken und Wünsche zulassen würden.[103]

Im Laufe ihrer Entwicklung durchleben Kinder verschiedene Phasen, die jeweils spezifisch gefärbte **Phantasien** aufweisen. Diese können nun im Speziellen die Bedeutung eines Traumas beeinflussen und prägen.
So kann die Entstehung von traumatischen Phantasien mit bestimmten Inhalten bzw. Symbolen der jeweiligen Entwicklungsstufe – der oralen, analen oder ödipalen Phase – versehen sein.

Leonore Terr beschreibt die oral geprägten traumatische Phantasien eines dreijährigen Jungen, der einen Flugzeugabsturz überlebt hatte. Auf die Frage, was denn mit seinem kleinen Mickymaus-Koffer geschehen sei, erzählt er, dass dieser vom Flugzeug gefressen und dann überall im Himmel ausgespieen worden sei.[104]

Ausgleichende Vorstellungen – das Trauma in der Vorstellung ungeschehen machen

Neben den phasenspezifischen Phantasien entwickeln Kinder auch kompensatorische bzw. **ausgleichende Phantasien**. Mit diesen versuchen sie das Geschehene gleichsam ungeschehen zu machen oder weiteres Unheil abzuwenden.[105]

Diese „**traumakompensatorischen Mechanismen**" können sich auf die Ursachen einer bedrohlichen Situation, auf das Wiedergut- bzw. Ungeschehenmachen ihrer Folgen sowie auf das Verhindern zukünftiger **schlimmer Ereignisse** beziehen.[106] So entwickeln Kinder **Vorstellungen** oder Überzeugungen darüber, wie sie in der Zukunft ein neuerliches bedrohliches Erlebnis verhindern können. Dadurch bilden sich oftmals auch Glaubenssätze, die das weitere Leben des Kindes bestimmen (z. B.: „Ich muss immer lieb und nett sein, damit den Menschen, die ich lieb habe, nichts Schlimmes geschieht" oder „ich darf nicht fröhlich sein, sonst passiert wieder etwas Furchtbares").
Mit den traumakompensatorischen Mechanismen versuchen Kinder auch im Nachhinein über ein Trauma Kontrolle zu gewinnen und so die schlimmen Folgen auszugleichen. Dazu gehört u. a. auch die Phantasie bzw. Vorstellung, ein Held/eine Heldin zu sein oder Rache auszuüben.

Bei der Bewältigung eines traumatischen Erlebnisses kann es auch vorkommen, dass ein Kind **seine verletzten Anteile** – Wut, Trauer, Hilflosigkeit, Ausgeliefertsein – auf eine Phantasiefigur überträgt bzw. projiziert.[107] Aus den eigenen bedrohlichen, unangenehmen und deshalb abgewehrten Anteilen wird also eine **Phantasiefigur** gestaltet, beispielsweise ein kleiner, armer Zwerg oder ein grausliches Monster. Diese Gestalten übernehmen damit quasi die ungewollten und daher abgewehrten verletzten Anteile des Kindes. Dadurch ist es ihm möglich, diese Teile bei sich selbst nicht wahrnehmen zu müssen und so mit dem Erlebnis besser umgehen zu können.
Diese Bewältigungsform ist eine Form der Spaltung, bei der wir Teile von uns abtrennen oder ausblenden. Damit ist es uns möglich, eine innere Stabilität aufrechtzuerhalten bzw. wiederherzustellen.
Ein traumatisiertes Kind kann auf diese Art und Weise **seine unversehrten Anteile**, die von ihm als stark oder positiv erlebten Seiten bewahren, während es seine verletzten, von ihm als schwach oder negativ bewerteten und ungewollten Teile von sich abtrennt bzw. ausblendet. Das mag vorübergehend eine hilfreiche Form der Bewältigung sein. Längerfristig kann sie allerdings dazu führen, dass dem betroffenen Kind wichtige Anteile verloren gehen und es dadurch in seiner Lebendigkeit eine Beeinträchtigung erfährt.[108]

Welche Kinder haben ein erhöhtes Risiko?

Neben den weiter oben beschriebenen Schutzfaktoren gibt es auch verschiedene Risikofaktoren. Sie verstärken die **Verletzbarkeit**, d. h. die Vulnerabilität eines Kindes und damit seine Anfälligkeit gegenüber einer Traumatisierung. Sie erhöhen also das Risiko, dass ein Kind nach einem bedrohlichen Ereignis Folgesymptome erleidet.

Ähnlich den protektiven Faktoren gibt es unterschiedliche Risikofaktoren. Diese können sowohl im Umfeld des Kindes als auch in seiner Persönlichkeit und Lebensgeschichte liegen. Zu den **Risikofaktoren** zählen vor allem

- belastende soziale Bedingungen,
- belastende familiäre Bedingungen,
- individuelle Risikofaktoren.

Belastenden soziale Bedingungen sind u. a.

- Armut,
- ein sozial benachteiligtes Wohngebiet oder
- die Zugehörigkeit zu einer Randgruppe.

Belastende familiäre Bedingungen können beispielsweise

- der Verlust eines Elternteiles oder die Trennung der Eltern,
- eine schwere bzw. chronische körperliche Erkrankung oder psychische Störung eines Familienmitgliedes oder
- innerfamiliäre Gewalt oder Vernachlässigung sein.

Zu den **individuellen Risikofaktoren eines Kindes** zählen u. a.[109, 110]

- ein geringes Durchsetzungsvermögen,
- soziale Unsicherheit und Verschlossenheit, die auch zu Einsamkeit und sozialer Isolation führen können,
- eine beeinträchtigte intellektuelle Leistungsfähigkeit,
- gering ausgeprägte Problemlösungsstrategien,
- körperliche Faktoren, wie eine angeborene Behinderung oder eine chronische Erkrankung,

- eine frühere Traumatisierung oder
- die Störung der wichtigsten (sog. primären) Beziehung(en), d. h. eine problematische Entwicklung der Beziehung zu der (den) wichtigsten Bezugsperson(en).

Welche Folgen kann ein traumatisches Erlebnis haben?

Traumatische Erlebnisse können bei Kindern eine Reihe von sowohl vorübergehenden als auch langfristigen Folgen auslösen. Dabei spielen die oben erwähnten Faktoren (Art des Ereignisses, Schutz- und Risikofaktoren etc.) eine wesentliche Rolle.

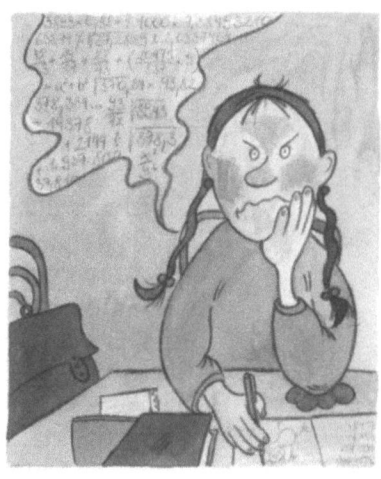

Mögliche Symptome als Folge eines Traumas

Nach einem traumatischen Ereignis können wir bei vielen Kindern die eine oder andere, zumeist aber auch mehrere der folgenden Auswirkungen erkennen:

- ein erhöhtes Erregungsniveau
- wiederkehrende, sich aufdrängende Erinnerungen an das Geschehen
- sich wiederholende Verhaltensweisen
- Ängste
- Vermeidungsverhalten
- regressives Verhalten – Rückfall in frühere Entwicklungsphasen (u. a. verstärkte Anhänglichkeit)
- Dissoziationen – Abspaltung, Ausblenden, Ausfiltern
- eine veränderte Haltung und Einstellung gegenüber dem Leben, der Zukunft und anderen Menschen
- körperliche Symptome

Ein erhöhtes Erregungsniveau

Zu den Auswirkungen eines traumatischen Ereignisses zählt sehr häufig ein erhöhtes Erregungsniveau.
Bei einer Traumatisierung verbleiben wir ja im so genannten Überlebensmodus. Das bedeutet, dass sich unser Körper weiterhin in einem starken **Erregungszustand** befindet und unser Nervensystem gleichsam auf Hochtouren fährt.[111] Dementsprechend sind Kinder nach einem bedrohlichen Erlebnis häufig sehr **unruhig, nervös und zappelig**. Oft fällt es ihnen sehr schwer, sich zu konzentrieren, aufmerksam zu sein oder sich Dinge zu merken.[112] Ihre gesamte Leistungsfähigkeit ist daher oft stark beeinträchtigt bzw. herabgesetzt. Aus diesem Grund haben viele traumatisierte Kinder auch Schul- bzw. Lernschwierigkeiten.

Ausdruck des erhöhten Erregungsniveaus sind zudem eine **erhöhte Wachsamkeit** und **Schreckhaftigkeit**. Beide haben den Sinn, den Organismus für eine möglichst rasche Reaktion auf eine weitere Gefahr bereitzuhalten.[113] So sind Kinder nach einem schlimmen Erlebnis oft übermäßig wachsam, so als wären sie auf der Hut und müssten jederzeit für eine mögliche Gefahr gewappnet sein. Außerdem können betroffenen Kinder auch verstärkt bzw. extrem schreckhaft sein. So erschrecken sie bei kleinsten Geräuschen oder Bewegungen, die plötzlich auftreten.

Viele Kinder leiden auch an **Schlafschwierigkeiten**. Manche können abends nicht einschlafen oder wachen nachts immer wieder auf. Sehr häufig haben sie auch Alpträume. Deren Inhalte geben teilweise das Trauma ganz konkret wieder. Oft zeigen sie dieses aber auch symbolhaft, d. h. versinnbildlicht, indem etwa ein Monster auftaucht.

Das erhöhte Erregungsniveau kann sich auch in **aggressiven Verhaltensweisen** wie Wutausbrüchen oder Schreianfällen zeigen. Dieses sog. „Ausagieren" ist gleichsam ein Versuch, „aus einer traumatisch erlebten Ohnmacht herauszufinden, wieder eine aktive Rolle einzunehmen und damit **Kontrolle** – zumindest in einer bestimmten Situation – zu gewinnen".[114]

Wiederkehrende, sich aufdrängende Erinnerungen an das Geschehen

Zu den häufigsten Auswirkungen einer Traumatisierung zählen – bei Kindern ebenso wie bei Erwachsenen – **sich plötzlich und unerwartet aufdrängende**, schwer bzw. kaum zu kontrollierende **Erinnerungen** an das Ereignis. Diese erscheinen in der Regel so lebendig und derart real, dass die Betroffenen den

Eindruck haben, das Ereignis in dem jeweiligen Moment tatsächlich nochmals zu erleben. Dabei kommt es zu jenen starken Empfindungen und Gefühlen, die auch in der tatsächlichen traumatischen Situation vorhanden waren, etwa zu Zittern, Schwitzen, körperlicher Erstarrung oder Unruhe und Angst.

Die sich aufdrängenden Erinnerungen treten in Form von Bildern, sog. **Flashbacks**, oder auch in Form von akustischen, körperlichen oder Geruchsempfindungen auf. So können sich beispielsweise das Bild eines brennenden Busses, der stechende Geruch von Rauchgas, der Knall einer Explosion oder der Druck eines Balkens, unter dem das Bein stecken blieb, immer wieder von Neuem in das Bewusstsein drängen.

Die Erinnerung an das Trauma scheint besonders jener **Sinnesmodalität** zu entsprechen, die bei dem traumatischen Erleben vorherrschend war. Kommt es zum Beispiel durch eine Explosion mit einem lauten Knall zu einer Bedrohung, so wird ein betroffenes Kind wahrscheinlich eine sehr starke akustische Erinnerung haben. Entsprechend werden bei ihm auch durch akustische Reize, die dem Knall gleichen, Erinnerungen an das Ereignis ausgelöst.

Die sich aufdrängenden Erinnerungen an das Trauma werden auch **Intrusionen** genannt. Zu ihnen zählen neben den Erinnerungen auch sich aufdrängende Gedanken an das Ereignis.

Erinnerungen und Gedanken sind Ausdruck des Wiedererlebens des traumatischen Geschehnisses.

Das Wiedererleben zeigt sich auch in Form von **Alpträumen**. Diese geben – wie bereits oben erwähnt – das Trauma konkret oder aber symbolisch wieder.

Daniel Goleman erzählt beispielsweise von Kindern einer Schule, die er nach dem Amoklauf eines Mitschülers betreut hatte. Viele von ihnen litten an äußerst belastenden Alpträumen, in denen sich die Schießerei wiederholte.[115]

Sich wiederholt aufdrängende belastende Erinnerungen und Gedanken an das Trauma, das stark erhöhte Erregungsniveau sowie die mit dem Erlebnis verbundenen Ängste können das gesamte **schulische Leistungsvermögen** traumatisierter Kinder stark beeinträchtigen.

Sich wiederholende Verhaltensweisen

Nach einem Trauma zeigen viele Kinder Verhaltensweisen, mit denen sie das **traumatische Erlebnis wiederholen** bzw. neuerlich herstellen, also reinszenieren. Diese sog. Wiederholungsphänomene lassen sich als Versuch verstehen, die bei einem traumatischen Erlebnis vorhandene Fülle an Eindrücken und die dadurch ausgelösten starken Gefühle zu verarbeiten.

Das erfolgt bei Kindern vor allem im **Spiel** sowie beim **Zeichnen und Malen**. Dabei geben sie das Erlebte wieder, indem sie die traumatische Situation spielerisch oder bildnerisch darstellen.

Schechter beschreibt einen fünfjährigen Jungen aus New York, der am 11. September 2001 im TV miterlebt hatte, wie die Flugzeuge in die Türme des World Trade Centers eingeschlagen haben. Zu Hause baute er mit seinen Bauklötzen zwei Türme, in die er dann wiederholt zwei Spielzeugflugzeuge hineinfliegen ließ.[116]

> Wiederholt ein Kind das Spiel viele Male und gleichsam zwanghaft, dann spricht man vom **post-traumatischen Spiel**. Im Unterschied zum „normalen" kindlichen Spiel, das frei und leicht erscheint, wirkt dieses monoton und beklemmend.[117]
> Das post-traumatische Spiel, das wir weiter unten noch genauer besprechen werden, ist der Versuch, das Erlebte zu verarbeiten und dadurch zu integrieren. Durch das Spiel bringt das Kind außerdem das Geschehene nach außen; es drückt sich damit aus und teilt sich mit.
>
> Ähnlich wie **traumaspezifische Träume** hat das post-traumatische Spiel oft auch keinen direkten Bezug zu dem erlebten Trauma; oftmals stellen betroffene Kinder symbolisch bzw. in übertragener Weise das bestimmende Thema des Traumas – etwa den Tod eines geliebten Menschen – dar, indem sie etwa eine Puppe im Sand oder unter Decken vergraben.
> Sowohl beim Spielen als auch beim bildnerischen Ausdruck ist den Kindern die Verbindung zwischen ihrem Spiel bzw. ihrer Darstellung und dem von ihnen Erlebten zumeist nicht bewusst.
> Abgesehen vom Spiel oder Zeichnen und Malen zeigen sich Wiederholungsphänomene auch im ausführlichen und teilweise auch übermäßigen Sprechen über das Ereignis. Dabei sind für die Kinder vor allem Fragen über das Geschehene – „Warum ist das passiert? Wie ist das geschehen? Was wäre gewesen, wenn …?" – sehr wichtig.

Ängste

> Viele Kinder zeigen nach einem Trauma Ängste. Diese können sowohl spezifisch als auch generalisiert sein.
> **Spezifische Ängste** sind mit dem Ereignis verbunden. So fürchten sich traumatisierte Kinder zumeist vor allem, was sie an das traumatische Geschehen erinnert; also vor Situationen, Menschen, Tieren oder Dingen, die mit dem Ereignis zusammenhängen.

Die amerikanische Kinderpsychiaterin Leonore Terr untersuchte in Chawchilla, Kalifornien, eine Gruppe von Kindern, die mit ihrem Schulbus gekidnappt worden waren. Diese zeigten nach diesem Ereignis einige ganz konkrete Ängste; so hatten fast alle der 26 Kinder Angst, wieder gekidnapped zu werden. Viele fürchteten sich vor Männern, die sie an die Kidnapper erinnerten, und vor Schulbussen sowie vor Autos, die dem der Kidnapper ähnlich waren.[118]

> **Unspezifische bzw. generalisierte Ängste** zeigen sich oft in allgemeiner Angst **vor Dunkelheit**, vor dem **Alleinsein** oder vor **fremden Menschen**. Von solchen Ängsten ist jedes Kind mehr oder weniger oft und intensiv betroffen; nach einem Trauma dauern diese Ängste jedoch in der Regel deutlich länger an und sind mit größerem Leid verbunden.[119]

So hatten die Kinder von Chawchilla u. a. Angst vor ihrer eigenen Hilflosigkeit, vor der Trennung von einem geliebten Menschen und vor dem Tod.[120]
Goleman beschreibt, dass viele der von ihm betreuten Kinder nach dem Amoklauf eines Schülers an ihrer Schule massive Angst vor den „bösen" Stellen hatten, an denen einiger ihrer Mitschüler/innen gestorben waren.[121] Zudem litten viele an Angstträumen, die bei ihnen das Gefühl hinterließen, dass auch sie bald sterben müssten.

Viele traumatisierte Kinder leiden auch an der **Angst vor einer Wiederholung des Traumas** bzw. vor **einem neuerlichen** ähnlichen **schlimmen Ereignis**.
Zudem zeigen sich bei betroffenen Kindern oft auch besondere stark **ausgeprägte Sorgen** um traumabezogene Themen. Diese drücken sich u. a. in Form von bestimmten Fragen oder Bemerkungen zu diesen Themen aus (z. B. über den Tod, das Sterben oder das, was nach dem Tod sein kann). Sie können sich aber auch in speziellen Verhaltensweisen gegenüber anderen Menschen äußern. So kann es beispielsweise vorkommen, dass sich ein Kind, das seinen Vater verloren hat, seiner Mutter gegenüber **besonders sorgsam** und fürsorglich verhält und sich für diese – seinem Alter bei weitem noch nicht entsprechend – **überaus verantwortlich** fühlt.[122]
Traumaspezifische Ängste werden häufig durch bestimmte Sinneseindrücke ausgelöst, die während der Traumasituation präsent waren. So können Geräusche, Gerüche, aber auch die Tageszeit, der Ort, an dem das Ereignis statt gefunden hat, oder die Personen, die dabei beteiligt waren, später bei den Kindern Ängste auslösen („triggern"). Das kommt daher, dass wir – bzw. konkreter unser Stammhirn – während eines bedrohlichen Geschehnisses gleichsam einen „Schnappschuss" von ihm machen.[123] Dieser hält alle Merkmale der Situation – Gerüche, Geräusche, Bilder, Wetter, Empfindungen etc. – fest, so dass sie später wieder abrufbar sein können.

Philipp, ein achtjähriger Junge, war beim Überqueren einer Straße mit seinem Roller von einem blauen Auto erfasst worden. Seitdem hat er sowohl vor blauen Autos, als auch vor dem Straßenübergang, an dem der Unfall geschehen ist, ganz große Angst.

Vermeidungsverhalten

Sehr oft können wir nach einem traumatischen Erlebnis bei den Betroffenen – Kindern wie Erwachsenen – auch ein sog. **Vermeidungsverhalten** feststellen. So versuchen traumatisierte Kinder in der Regel alles zu vermeiden – **Situationen**, **Menschen**, **Tiere** oder **Dinge** sowie **Gespräche** und **Gedanken** –, was sie an das Geschehen erinnert.
Dieses Vermeiden ist ein Versuch, nicht nochmals mit dem furchtbaren Ereignis und den damit verbundenen Gefühlen konfrontiert zu werden. Es ist ein Gegenpart bzw. Gegenpol zu den oben erwähnten Intrusionen bzw. Wiedererleben und Wiederholungsphänomenen (Erinnerungen, Gedanken usw.). Der Impuls, mit dem Trauma konfrontiert zu werden (durch Erinnerungen etc.) und jener,

dieses zu vermeiden, sind zwei Pole bzw. Gegengewichte. Dabei tritt einmal das eine und einmal das andere stärker hervor.

Die Vermeidung drückt sich u. a. darin aus, dass traumatisierte Kinder nicht über das Ereignis sprechen möchten bzw. Angst vor bestimmten mit dem Trauma verbundenen Situationen etc. haben. Zu der Vermeidung zählt auch ein **Abflachen von Gefühlen**. Diese sind dann nicht mehr so stark spürbar. Das können wir bei Kindern daran erkennen, dass sie nach dem dramatischen Ereignis nicht mehr so lebendig, fröhlich oder interessiert sind wie zuvor. Diese Gefühlsabflachung hat einen psychobiologischen Sinn; sie schützt uns vor einer befürchteten neuerlichen Überwältigung von starken, bedrohlichen Reizen, Eindrücken und Gefühlen.[124]

Regressives Verhalten – Rückfall in frühere Entwicklungsphasen

Viele Kinder scheinen nach einem traumatischen Erlebnis auf eine frühere Entwicklungsstufe zurückzufallen und bereits erworbene Fähigkeiten und Fertigkeiten – zumindest teilweise – wieder zu verlieren. Traumatisierte Kinder zeigen also häufig sog. regressive Verhaltensweisen.

So sind viele Kinder nach einer Traumatisierung beispielsweise **besonders anhänglich** und haben ein verstärktes Bedürfnis nach Zuneigung und Aufmerksamkeit. Dieses Bedürfnis ist oft mit der schon erwähnten Angst vor einer Trennung von ihren Eltern bzw. Bezugspersonen verbunden.

Häufig kommt es vor, dass ein Kind seine bereits erworbene Unabhängigkeit oder **Selbstständigkeit** teilweise wieder verliert. Es hat vielleicht Angst, alleine einkaufen oder in die Schule zu gehen. Manche Kinder beginnen neuerlich nachts **einzunässen** oder fallen etwa in ein **früheres Sprechmuster** bzw. eine frühere Ausdrucksweise (sog. Babysprache) zurück. Einige Kinder hören als Reaktion auf ein Trauma vorübergehend ganz auf zu sprechen.

Im Extremfall kann es auch dazu kommen, dass ein betroffenes Kinder überhaupt keine Emotionen mehr zeigt oder sich von der Außenwelt in eine Art „**inneres Exil**" zurückzieht.[125]

Wie die anderen schon beschriebenen Auswirkungen eines Traumas können wir auch die Regression als Anpassungs- und Bewältigungsversuch eines Kindes verstehen. Sie stellt sein Bemühen dar, „in den sicheren Hafen früherer, **prätraumatischer Entwicklungsphasen** zurückzukehren" und damit wieder Schutz und Sicherheit zu erleben.[126]

Dissoziationen – Abspaltung, Ausblenden, Ausfiltern

Wie schon erwähnt sind Dissoziationen ein Ausdruck unseres seelischen **Selbstschutzes**. Sie schützen uns vor der Überflutung von Reizen und vor der Wucht

der starken Erregung durch eine bedrohliche Situation. So ermöglichen sie uns, die Bedrohung und extreme Belastung zu ertragen und zu überstehen.[127]
Dabei kommt es zu einer Art **Spaltung unseres Erlebens** und damit zu einer veränderten Selbst- und Realitätswahrnehmung; das, was wir erleben, nehmen wir nicht als einheitliches Ganzes wahr. Folglich wird es von uns auch nicht als Ganzes verarbeitet und in unser Bewusstsein und Gedächtnis integriert. Einzelne Wahrnehmungen, Empfindungen und Gefühle bleiben somit voneinander getrennt oder sind uns nicht zugänglich bzw. nicht bewusst.[128] So können wir uns später z. B. an Einzelheiten des Ereignisses nicht erinnern oder zu bestimmten Erinnerungen keine Gefühle empfinden.
Unser „**bedrohtes Selbst**" zieht sich also von allem zurück, was bedrohlich und gefährdend ist; „es zieht sich gewissermaßen in einen ‚Seelenpunkt' zusammen", von dem aus die Wirklichkeit und der Körper „als fremd und sogar unwirklich betrachtet werden" können.[129]

Viele Menschen erzählen, dass sie sich in einer dramatischen Situation gleichsam **von außen** oder **von oben gesehen oder beobachtet** haben. Wir können ein traumatisches Geschehen auch ganz unwirklich, **wie in einem Film** erleben. Oder wir fühlen uns von uns selbst oder **von der Welt abgetrennt** und entrückt, so als wären wir nicht wirklich anwesend. Wir können uns während und nach dem Ereignis **in unserem Körper fremd** fühlen, als würde dieser oder Teile von ihm nicht zu uns gehören.
Es kann aber auch zu einer veränderten optischen Wahrnehmung kommen; so als wäre unser Gesichtsfeld eingeengt bzw. als ob wir durch einen Tunnel blickten. Oft verändert sich auch unsere **Zeitwahrnehmung**; so mag uns das Geschehen entweder stark verlangsamt wie in Zeitlupe oder beschleunigt wie in einem Zeitraffer vorkommen.

Manchmal kommt es nach einem traumatischen Ereignis auch zu dissoziativen **Sensibilitäts- und Empfindungsstörungen**.[130] Sie zeigen sich in Form einer unterschiedlich ausgeprägten Beeinträchtigung verschiedener Sinnesmodalitäten. So kann es zu einem Verlust an Sehschärfe oder zu einem sog. „Tunnelsehen" kommen.[131] Es können aber auch eine Empfindungslosigkeit an bestimmten Hautpartien oder eine Beeinträchtigung des Hörvermögens (selten gar ein psychisch bedingter Hörverlust) ausgelöst werden.

Eine veränderte Haltung und Einstellung gegenüber dem Leben, der Zukunft und anderen Menschen

Schließlich haben Kinder nach einem extrem belastenden Erlebnis sehr oft eine veränderte Einstellung gegenüber dem Leben, der Zukunft und/oder anderen Menschen.

So ist vielen traumatisierten Kindern das **Vertrauen** in das Leben und/oder in andere Menschen verloren gegangen.

Thomas, ein neunjähriger Junge, der einen schweren Verkehrsunfall überlebt hat, sagt, dass man niemanden vertrauen sollte; man könne sich eigentlich nur auf sich selbst verlassen.

Kinder, die ein Trauma erlebt haben, zeigen zudem sehr häufig eine **begrenzte Zukunftsperspektive** oder sogar ein Gefühl der Zukunftslosigkeit; viele sind der Überzeugung, früh sterben zu müssen bzw. nicht alt zu werden.

Verena, ein zwölfjähriges traumatisiertes Mädchen, ist überzeugt davon, nicht alt zu werden. Vielleicht 50 Jahre. Und das nur, wenn sie nicht schon früher durch ein Unglück ums Leben kommt.

Wir können dieses verloren gegangene Vertrauen und die eingeschränkte Ausrichtung auf die Zukunft damit erklären, dass wir bei einer Traumatisierung mit einem **Zusammenziehen**, also mit einer Kontraktion reagieren; unser Körper und unsere Seele ziehen sich gleichsam zusammen, um eine möglichst **geringe Angriffsfläche** zu bieten, so wie sich etwa auch ein Igel bei einer drohenden Gefahr zusammenrollt, um sich zu schützen. Vor allem nach extremen oder wiederholten Traumatisierungen erscheinen wir in uns zurückgezogen bzw. kontrahiert zu sein; unsere Gefühle, Sinneswahrnehmungen, Gedanken, Beziehungen und unsere Sicht auf die Welt sind weniger nach außen und weniger in die Zukunft gerichtet, um uns so vor einer weiteren Gefahr zu schützen.[132]

Körperliche Symptome

Abgesehen von körperlichen **Verletzungen** und nachfolgenden **Schmerzen**, Beeinträchtigungen oder **bleibenden Behinderungen** bedeuten traumatische Erlebnisse oftmals auch eine **Schwächung unserer körperlichen Gesundheit**. Zum einen können sie unser Immunsystem schwächen und damit beispielsweise unsere Anfälligkeit für Infekte erhöhen. Zum anderen scheinen sie auch verschiedene körperliche Beschwerden hervorzurufen.
So kann es vorkommen, dass **körperliche Symptome**, die während eines traumatischen Erlebnisses auftreten – z. B. eine erhöhte Herzfrequenz, Übelkeit oder ein Schwindelgefühl –, auch nach Beendigung der Bedrohung bestehen bleiben.
Aber auch chronische Kopf-, Nacken- und Rückenschmerzen, Müdigkeit und Erschöpfungszustände, Schlaflosigkeit, Verdauungsstörungen und Appetitlosigkeit können Folgen von traumatischen Erlebnissen sein.[133]
Belastende Ereignisse können schließlich auch zu der bereits oben erwähnten sog. Sensibilitäts- bzw. Empfindungsstörungen führen.

Zusammenfassung der möglichen Symptome als Folge eines Traumas
Zu den möglichen Folgen eines Traumas, die wir bei betroffenen Kindern erkennen können, zählen:

Wiedererleben
- sich immer wieder aufdrängende Gedanken an das Trauma (auch bzw. gerade in ruhigen Momenten wie etwa vor dem Einschlafen oder im Unterricht)
- lebhafte Erinnerungen und Rückblenden an das Geschehene (flashbacks)
- Wiederholung des Traumas in Form von konkreten oder symbolischen Spielen (post-traumatisches Spiel) und bildnerischen Ausdrucksmöglichkeiten
- Alpträume, die das Trauma konkret oder symbolisch wiedergeben

Ängste
- spezifische Ängste, die mit dem traumatischen Erlebnis zusammenhängen
- generalisierte Ängste, wie z. B. Angst vor der Dunkelheit oder vor dem Alleinsein
- Angst vor der Trennung von wichtigen Menschen, insbesondere von den Eltern (z. B. beim Schlafengehen oder Abschiednehmen)

Regressives Verhalten
- verstärkte Anhänglichkeit und größeres Bedürfnis nach Zuwendung
- Rückfall in frühere Entwicklungsstufen

Erhöhte Erregung
- gesteigerte Reizbarkeit, Wut und Zornausbrüche
- erhöhte Wachsamkeit und Lauern auf mögliche Gefahren
- erhöhte Schreckhaftigkeit
- Konzentrations- und Aufmerksamkeitsschwierigkeiten

Dissoziation

Traurigkeit und Rückzug
- Traurigkeit und depressive Verstimmung
- eine veränderte Haltung gegenüber dem Leben und anderen Menschen sowie der Zukunft; die Überzeugung, früh sterben zu müssen bzw. nicht lange am Leben zu sein
- emotionale Abgestumpftheit oder innere Leere
- soziale Zurückgezogenheit und Einsamkeit

Schuldgefühle
- Schuldgefühle
- Überlebensschuld

Vermeidung
- Vermeidung von Situationen und Menschen, die an das Erlebnis erinnern
- Vermeidung von Gedanken an und Gesprächen über das Erlebnis

Körperliche Beschwerden
- u. a. chronische Schmerzen, Magen-Darm-Beschwerden oder Erschöpfungszustände

Mögliche Symptombilder als Ausdruck einer Traumatisierung

Traumatisierte Kinder zeigen oft mehrere Symptome, die eines der folgenden Symptombilder ergeben.
Die Beschreibung der Symptombilder entspricht dem Diagnoseschema bzw. **Klassifikationssystem** der Weltgesundheitsorganisation.[134]
Dieses ist so wie jedes andere Klassifikationssystem ein Hilfsmittel, um psychische Symptombilder einheitlich zu beschreiben und zu benennen und damit die Kommunikation unter Ärzten/innen, Therapeuten/innen und Psychologen/innen zu erleichtern und zu vereinfachen. Solche Klassifikationsschemata bilden keineswegs völlig die Vielfalt der Realität ab und werden entsprechend immer wieder erweitert und verändert. Somit sind sie Ausdruck bzw. Spiegel des zum jeweiligen Zeitpunkt gegebenen Standes der wissenschaftlichen Kenntnisse.

Akute Stressreaktion

Unmittelbar nach einem traumatischen Ereignis können wir bei Kindern eine Reihe von Symptomen erkennen, die das Bild einer akuten Stressreaktion wiedergeben. Zu ihren Anzeichen zählen nach einem anfänglichen Zustand der „Betäubung" oder Benommenheit Angstgefühle, Ärger, Verzweiflung, Überaktivität und sozialer Rückzug.[135] Wird das betroffen Kind aus dem belastenden Umfeld (z. B. vom Unfallort) gebracht, so klingen die Symptome in der Regel innerhalb von ein paar Stunden ab. Hält die Belastung jedoch weiterhin an (etwa bei Naturkatastrophen) oder sind deren Auswirkungen unveränderbar (z. B. der Tod eines Elternteiles), dann sollten die Symptome nach 24 Stunden allmählich abnehmen und nach drei Tagen nur mehr in geringem Ausmaß vorhanden sein.

Anpassungsstörung

Von einer Anpassungsstörung sprechen wir, wenn die Symptome innerhalb eines Monats nach einem traumatischen Erlebnis beginnen, wobei sie zumeist nicht länger als sechs Monate bestehen bleiben. Die Anzeichen einer Anpassungsstörung sind sehr unterschiedlich. Neben Angstgefühlen, depressiver Verstimmung und Traurigkeit zeigen sich bei betroffenen Kindern häufig regressive Verhaltensweisen wie ein Wiederauftreten von Einnässen und Daumenlutschen oder ein Rückfall in eine kindlichere Sprache („Babysprache"). Ältere Kinder und Jugendliche zeigen mitunter aggressives Verhalten wie Wutanfälle und Zornausbrüche.

Eine Anpassungsstörung kann verschiedenste Ausprägungen annehmen. So kann sie sich in einer der folgenden Formen zeigen:[136]
- mit einer „**kurzen depressiven Reaktion**", die nicht länger als einen Monat andauert,
- mit einer „**längeren depressiven Reaktion**", die länger als zwei Jahre anhält,
- mit „**Angst und einer depressiven Reaktion**", wobei sich bei den betroffenen Kindern sowohl Angstgefühle als auch depressive Verstimmungen zeigen,
- mit einer „**vorwiegenden Beeinträchtigung von anderen Gefühlen**"; dabei treten Angstgefühle, depressive Verstimmungen, Ärger, Sorgen sowie Anspannung und Nervosität auf. Diese Form der Anpassungsstörung wird auch bei Kindern mit regressiven Reaktionen wie z. B. Einnässen oder Daumenlutschen als Diagnose herangezogen;
- mit einer „**vorwiegenden Störung des Sozialverhaltens**", das sich vor allem in aggressiven oder auch dissozialen Verhalten äußert, oder
- mit „**gemischter Störung von Gefühlen und Sozialverhalten**", wobei sich bei den Kindern sowohl eine Beeinträchtigung der Gefühlswelt, z. B. in Form von Angstgefühlen, depressiven Verstimmungen, Traurigkeit und Verzweiflung, als auch des sozialen Verhaltens, insbesondere in Form von aggressiven Verhaltensweisen, zeigt.

Die Posttraumatische Belastungsstörung

Unabhängig von einzelnen posttraumatischen Symptomen kommt es nach einem Trauma bei einem Teil der betroffenen Menschen zu einem bestimmten Symptombild bzw. zu einer Reihe von speziellen Beschwerden, die als Posttraumatische Belastungsstörung (PTBS) bezeichnet wird. Passender wäre jedoch der von Peter Levine verwendete Begriff der Posttraumatischen Reaktion. Schließlich können wir ja die Folgen eines traumatischen Ereignisses weniger als Störung, sondern vielmehr als natürliche Reaktion verstehen.[137]

Die Posttraumatische Belastungsstörung zeichnet sich durch die folgenden drei Kriterien aus; durch
- ein **erhöhtes Erregungsniveau**, das sich in Form von Nervosität und Unruhe, Schlafstörungen, Konzentrations- und Aufmerksamkeitsstörungen sowie einer erhöhten Reizbarkeit und/oder Schreckhaftigkeit ausdrücken kann;
- **Wiederholungsphänomene** bzw. Intrusionen. Diese umfassen zum einen sich wiederholt aufdrängende Erinnerungen bzw. sog. Flashbacks oder Erinnerungsblitze. Sie zeichnen sich dadurch aus, dass die betroffenen Menschen das traumatische Geschehen so intensiv und lebendig wieder

erleben, als ob es neuerlich stattfinden würde. Zum anderen beinhalten Intrusionen sich wiederholt aufdrängende Gedanken an das Trauma sowie wiederkehrende Träume von diesem. Die Erinnerungen oder Teile von Erinnerungen können allen Sinnesmodalitäten entsprechen.[138, 139] Sie können visueller Natur sein; etwa in Form eines starren Bildes oder einer Abfolge von Bildern. Sie können aber auch in Form von Geräuschen (z. B. dem Knall einer Explosion), Gerüchen (z. B. dem Geruch von verbranntem Holz) oder in Form einer Körperempfindung (z. B. dem Druck auf unseren Körper nach einem Aufprall im Zuge eines Unfalles) auftreten.

- **Vermeidung** bzw. Vermeidungsverhalten. Dieses drückt sich durch das bewusste Vermeiden von Gedanken, Gefühlen und Gesprächen über das traumatische Erlebnis sowie von Orten, Situationen und Menschen aus, die an das Ereignis erinnern. Zum Vermeidungsverhalten zählt auch ein vermindertes Interesse an Aktivitäten, das Gefühl der Losgelöstheit und Entfremdung von anderen Menschen sowie eine Beeinträchtigung der Gefühlswelt. Letztere zeigt sich z. B. in stark verminderter Freude oder im Gefühl einer eingeschränkten Zukunft.

Die Symptome der Posttraumatischen Belastungsstörung beginnen zumeist innerhalb der ersten drei Monate nach dem traumatischen Erlebnis. Oftmals kann es auch erst nach Monaten oder sogar Jahren zu einem verzögertem Auftreten kommen.[140]

Grundsätzlich können wir zwischen einer **akuten** (maximal drei Monate anhaltende Symptome) und einer **chronischen** Posttraumatischen Belastungsstörung (länger als drei Monate bestehende Symptome) sowie einer Posttraumatischen Belastungsstörung mit **verspätetem Beginn** (Aufkommen der Symptome frühestens sechs Monate nach dem traumatischen Erlebnis) unterscheiden.

Die **Problematik** der Posttraumatischen Belastungsstörung, wie sie die gängigen Klassifikationssysteme (u. a. WHO, 2000) beschreiben, ist die Tatsache, dass sich diese sowie die meisten diesbezüglichen Untersuchungen auf Erwachsene beziehen. Kinder und Jugendliche zeigen jedoch selten alle der oben beschriebenen Kriterien einer PTBS. Zudem können wir bei Kindern und Jugendlichen auch andere, in den Klassifikationssystemen nicht beschriebene Beschwerden erkennen. So zeigen viele Kinder nach einem Trauma regressive Verhaltensweisen, aggressives bzw. sog. ausagierendes Verhalten oder somatische Beschwerden.[141] Außerdem kommt es bei Kindern eher und rascher zu einem Wechsel der Symptome.

Die posttraumatischen Symptome, die Kinder zeigen, können den Anzeichen einer Aufmerksamkeitsstörung oder einer Störung des Sozialverhaltens gleichen. Entsprechend besteht auch die Gefahr, dass **traumatisierte Kinder nicht als solche erkannt**, sondern mit diesen, letztlich falschen Diagnosen versehen werden und folglich keine entsprechende traumaspezifische Behandlung erhalten.

Unabhängig davon wird die Posttraumatische Belastungsstörung – insbesondere in der medizinischen Literatur – oftmals mit einer Krankheit gleichgesetzt. Dies trifft aber keinesfalls zu. Vielmehr ist sie der Ausdruck unseres Überlebensmodus und damit eines natürlichen, instinktiven Reaktionsprozesses, der durch eine Bedrohung ausgelöst wurde.[142]

Bleiben eine Traumatisierung und ihre Folgen unerkannt und daher auch unbehandelt, so kann es langfristig zu einer sog. **Komorbidität**, also zu einer weiteren Störung, kommen. Diese rückt dann oftmals in den Vordergrund und überlagert die posttraumatischen Symptome. So eine Störung kann bei Kindern beispielsweise eine Depression sein.[143] Oftmals werden Kinder erst aufgrund dieser Problematik und ihrer Anzeichen „auffällig" und einer/einem Kinderärztin/arzt oder Psychologin/en vorgestellt.

Hat ein Kind bei einem traumatischen Ereignis einen geliebten Menschen verloren, so erlebt es neben den Auswirkungen der Traumatisierung auch die Folgen des Verlustes und der **Trauer**. Folglich überlappen sich Trauma- und Trauerprozess mit ihren jeweiligen Auswirkungen, so dass eine klare Trennung der Folgen des Traumas von jenen der Trauer nicht möglich ist.[144]

Traumatische Erlebnisse zählen zu einem der **Hauptgründe für die Entstehung von psychischen Störungen** und Verhaltensproblemen bei Kindern und Jugendlichen.[145] Doch nach wie vor werden traumatisierte Kinder leider allzu oft nicht als solche erkannt.
Viel zu oft kommt es dann zu **Fehldiagnosen**, wobei gegenwärtig sehr häufig eine Aufmerksamkeitsdefizitstörung (ADS bzw. AD/HD) diagnostiziert wird.[146] Vielen dieser Kinder werden mitunter jahrelang Medikamente verschrieben, ohne dass die eigentliche zugrundeliegende Problematik, nämlich die Traumatisierung, erkannt und entsprechend behandelt wird.

Als Helfer/innen sollten wir uns dieser Gefahr bewusst sein und ihr entgegenwirken, indem wir zum einen im Rahmen unserer Möglichkeiten im Zuge der **Anamnese** routinemäßig nach etwaigen traumatischen Erfahrungen eines Kindes fragen. Zum anderen sollten wir – sofern wir wissen, dass ein Kind ein traumatisches Erlebnis erlebt hat – seine Eltern bzw. Bezugspersonen grundsätzlich darauf aufmerksam machen, dass für Kinder mit ähnlichen Erlebnissen häufig eine therapeutische bzw. psychologische Begleitung sinnvoll oder notwendig ist.

Depression

Kinder, die an einer depressiven Episode leiden, zeigen eine stark gedrückte Stimmung, einen Verlust an Interessen und einen Mangel an Freude sowie einen verminderten Antrieb. Dieser ist mit erhöhter Ermüdbarkeit und einer reduzierten Aktivität verbunden. Zudem lassen sich bei den Kindern eine verminderte Konzentrations- und Aufmerksamkeitsfähigkeit, eine Schwächung ihres Selbstwertgefühles, Schuldgefühle und Gefühle der Wertlosigkeit sowie eine pessimistische Haltung ihrer Zukunft gegenüber erkennen. Neben fehlendem Appetit und Schlafschwierigkeiten kann es bei den Kindern auch zu selbstverletzendem Verhalten (z. B. Ausreißen von Haaren, Ritzen der Haut), zu Suizidgedanken oder gar zu Suizidversuchen kommen.

Aufmerksamkeitsstörung und Hyperaktivität

Die Aufmerksamkeits- bzw. Aufmerksamkeitsdefizitstörung (kurz ADS) oder die Aufmerksamkeitsdefizit/Hyperaktivitätsstörung (AD/HD) werden unter dem Begriff hyperkinetische Störungen zusammengefasst. Kinder mit einer ADS zeigen zum einen eine beeinträchtigte Aufmerksamkeit, die es ihnen erschwert bei einer Aufgabe zu verweilen und Aufgaben zu Ende zu führen; so brechen sie Begonnenes rasch ab und wechseln häufig von einer Aktivität zu einer anderen. Zum anderen zeigen sie eine Überaktivität, d. h. eine große Ruhe- bzw. Rastlosigkeit, sowie ein übermäßiges Reden oder sich Bewegen etc.

Panikstörung

Kennzeichen einer Panikstörung ist das wiederholte Auftreten von schweren Angstattacken, die plötzlich und in verschiedensten Situationen auftreten können und in der Regel wenige Minuten andauern. Sie sind mit körperlichen Reaktionen wie Herzrasen, Schwitzen, raschem Atem, Schwindelgefühl oder Entfremdungsgefühlen verbunden.

> **Zusammenfassend** lässt sich festhalten:
> Traumatische Erlebnisse gehören zu den Hauptgründen für die Entstehung von psychischen Störungen und Verhaltensproblemen bei Kindern und Jugendlichen.
> Eine psychische Traumatisierung kann zu einer akuten Stressreaktion, einer Anpassungsstörung oder zu einer Posttraumatischen Belastungsstörung führen.
> Leider werden traumatisierte Kinder häufig nicht als solche erkannt. Allzu oft kommt es daher zu einer Fehldiagnose. Dabei wird gegenwärtig sehr häufig eine Aufmerksamkeitsdefizitstörung diagnostiziert.

Die Frage nach dem Warum: Schuld- und Schamgefühle

Ein traumatisches Erlebnis löst bei Kindern fast immer Fragen nach dem Warum aus. Um das Unberechenbare und Unkontrollierbare des Ereignisses fassbarer zu machen, suchen sie nach einer **Erklärung** für sein Zustandekommen.
Dabei neigen Kinder dazu, die Ursachen für das traumatische Erlebnis bei sich selbst zu suchen und sich für dieses schuldig zu fühlen. Das hat verschiedene Gründe.

Schuldgefühle ermöglichen uns u. a., dass wir uns dem Geschehen gegenüber weniger hilflos fühlen. Wenn wir glauben, für ein traumatisches Ereignis selbst verantwortlich zu sein, dann bedeutet das auch, dass wir es beeinflussen hätten können und ihm folglich nicht völlig ausgeliefert waren. Es scheint für uns weitaus erträglicher zu sein, uns für die Entstehung eines Traumas schuldig zu fühlen, als der Willkür bzw. dem Zufall und damit der **Unkontrollierbarkeit** ausgesetzt zu sein.[147] Mit Schuldzuweisungen – uns selbst oder anderen gegenüber – umgehen wir Schamgefühle, die in uns entstehen, wenn wir uns als Opfer eines unerwarteten Ereignisses machtlos ausgeliefert fühlen.

Gerade bei Kindern dürfte es nach einer traumatischen Erfahrung – aus Schutz gegen das Gefühl der Scham – häufig zu einer unbewussten **Umkehrung von Scham- in Schuldgefühle** kommen. Um Schamgefühle zu vermeiden, entwickeln Kinder unbewusst Vorstellungen bzw. Überzeugungen von ihrer eigenen Schuld.[148] Diese können sich an konkreten Ereignissen festmachen, die vor oder zur Zeit des Traumas geschehen sind. Rückblickend deuten Kinder diese Geschehnisse oft als eine Art Vorankündigung bzw. Omen. Es kann aber auch vorkommen, dass Kinder in ihrer Erinnerung die Ereignisse zeitlich so aneinander reihen, dass sie für sie nachvollziehbarer und damit kontrollierbarer werden. Leonore Terr stellte bei ihrer Untersuchung fest, dass 19 der 26 gekidnappten Kinder von Chowchilla nach ihrer Befreiung in ihrer Erinnerung eine Art **Omen** entwickelt hatten.[149]

Eines der gekidnappten Mädchen erzählt, dass sie vor dem Vorfall einen Anruf erhalten hatte, der sie vor dem Kidnapping warnte. Tatsächlich erhielt sie diesen Anruf erst nach dem Ereignis. Indem sie das Telephonat jedoch der Zeit vor dem Trauma zuordnete, konnte sie glauben, sie hätte über die Situation Kontrolle gehabt; sie konnte sich selbst sagen, dass sie dem Geschehen entgangen wäre, wenn sie den Anruf ernst genommen hätte. So war es ihr – unbewusst – möglich, das Gefühl des Ausgeliefertseins zu umgehen.

Kinder, die bei einem traumatischen Ereignis einen Elternteil verloren haben

Der Verlust eines oder sogar beider Elternteile ist mit Sicherheit das dramatischste Erlebnis, das einem Kind widerfahren kann.
Durch den Tod von Mama oder Papa verlieren Kinder ihre wichtigste/n Bezugsperson/en und ihre wesentlichste Quelle von Sicherheit, Geborgenheit und Liebe. Damit wird ihnen gleichsam der Boden unter den Füßen weggezogen.
Entsprechend zeigen verwaiste Kinder auch **intensive Trauerreaktionen** und einen **intensiven Trauerprozess**.

Ganz junge Kinder können noch nicht erfassen, was es bedeutet, wenn Mama oder Papa gestorben ist. Sie dürften jedoch die Veränderungen, die mit dem Verlust einhergehen, wahrnehmen und dementsprechend die Anwesenheit, die Berührungen, die Stimme und den Geruch ihrer Eltern vermissen.
Je jünger ein Kind beim Tod eines Elternteiles ist, umso mehr Halt, Zuwendung und **Geborgenheit**, vor allem auch in Form von körperlichen Berührungen wie Umarmungen und Gehaltenwerden, benötigt es.
Kinder haben nach dem Verlust eines Elternteiles oftmals große Angst, auch den zweiten zu verlieren. Sie sind dann häufig sehr anhänglich und klammern sich verstärkt an den verbleibenden Elternteil.
Jugendliche fliehen hingegen oft in intensive schulische, sportliche oder Freizeitaktivitäten, um so ihren Gefühlen und Gedanken an den Verlust auszuweichen.

Der Trauerprozess

Der Prozess der Trauer verläuft in der Regel in vier aufeinander folgenden Phasen, die ursprünglich bei Erwachsenen beobachtet wurden.
Nach einer Phase des Nicht-wahrhaben-Wollens folgt die Phase der aufbrechenden Emotionen, dann jene des Suchens und Sichtrennens und schließlich die Phase des neuen Selbst- und Weltbezuges.[150]

Nicht-wahrhaben-Wollen

Die erste Phase des Trauerprozesses zeichnet sich durch Empfindungslosigkeit, innere Starre und innere Leere aus. Diese Empfindungen sind nicht Ausdruck von Gefühllosigkeit, sondern von einem emotionalen Schock. Der Verlust des lieben Menschen erscheint unwirklich und ist noch völlig unfassbar.

Aufbrechende Emotionen

In der zweiten Phase brechen Emotionen wie Wut, Zorn, Traurigkeit und Schmerz über den Verlust hervor. Aber auch Angst vor weiteren Verlusten, vor den bevorstehenden Veränderungen oder der Zukunft treten auf. Häufig kommt es auch zu Schuldgefühlen und Selbstvorwürfen. Es können allerdings auch positive Gefühle über die Beziehung zu dem/der Verstorbenen und das gemeinsam Erlebte empfunden werden.

Suchen und Sichtrennen

Die dritte Phase führt zu einem Suchen nach der/dem Verstorbenen. Dieses erfolgt sowohl an realen Plätzen, die sie/er gerne aufgesucht hat, bei Dingen (z. B. Kleidungsstücken oder Lieblingsgegenständen), die ihr/ihm gehört haben, sowie im inneren Zwiegespräch mit ihr/ihm.
In dieser Phase können Verzweiflung, Einsamkeit und Hilflosigkeit, aber auch Freude und Dankbarkeit erlebt werden.

Neuer Selbst- und Weltbezug

Die vierte und letzte Phase zeichnet sich schließlich durch das Akzeptieren des Verlustes aus. Die/der Verstorbene ist eine „innere Figur" oder ein „innerer Begleiter" geworden.[151] Sie/er ist von der/dem Trauernden verinnerlicht worden. Häufig treten in dieser Phase Gefühle der inneren Ruhe und Befreiung auf.

Diese vier Phasen lassen sich im Großen und Ganzen auch beim **Trauerprozess von Kindern** erkennen. Allerdings zeichnet sich ihre Trauer auch durch andere Aspekte aus. Einige seien hier kurz erwähnt:[152]

- Kinder leben **in der Gegenwart** und verweilen selten lange bei ein und derselben Sache. So lösen sie sich auch immer wieder von ihren Trauergefühlen und geben anderen Empfindungen, die gerade in ihrer Umwelt vorherrschen – Ausgelassenheit, Spaß, Freude – nach. In einem Moment der Ruhe oder Stille kehren sie dann wieder zu ihrer Trauer zurück. So kommt es bei Kindern gleichsam zu einem „Hinein- und Hinausschlüpfen aus dem Trauerprozess".
- Während bei uns Erwachsenen verschiedene Gefühle eher nacheinander oder mit größerem Abstand auftreten, erleben Kinder **unterschiedliche Gefühle gleichzeitig oder im raschen Wechsel**. Der Rhythmus der Trauer ist bei Kindern also „wilder, rascher, sprunghafter".
- Außerdem äußert sich Trauer bei Kindern häufig in **Zorn- und Wutausbrüchen**. Diese können sich gegen anderen Menschen, gegen sich selbst oder gegen Tiere und Gegenstände richten.
- Die Sehnsucht eines Kindes nach der/dem Verstorben kann sich sowohl in seinen Träumen als auch in seinen **Vorstellungen und Tagträumen**

zeigen. So kommt es vor, dass Kinder beispielsweise erzählen, dass sie die/den Verstorbenen gesehen oder mit ihr/ihm gesprochen haben oder dass er/sie bei einem Fest anwesend war.
- Schließlich kann es auch vorkommen, dass ein Kind **Eigenschaften oder Verhaltensweisen** der/des Verstorbenen, z. B. bestimmte Gesten oder die Art zu sprechen, annimmt. Darin drückt sich ebenfalls die Sehnsucht des Kindes nach der/dem Verstorbenen bzw. danach aus, etwas von ihr/ihm festzuhalten.

Speziell nach dem Verlust eines Elternteiles fühlen sich Kinder oft
- allein gelassen und einsam,
- von der Welt und dem Leben getrennt,
- entwurzelt, verloren und ohne Halt und
- innerlich leer.

Zudem tauchen bei ihnen viele **Fragen** auf:
„Bin ich schuld, dass Mama/Papa gestorben ist?"
„Muss ich auch bald sterben?"
„Wie ist das, wenn man tot ist?"
„Werde ich Mama/Papa vergessen?"
„Warum hat Gott das zugelassen?"

Diese und ähnliche Fragen sind immer Ausdruck der Sorgen, Ängste und Belastungen der trauernden Kinder.
Uns Erwachsenen fällt es oft schwer, auf solche Fragen eine (passende) Antwort zu finden; oftmals sind wir unsicher und wissen nicht genau, was wir sagen können bzw. sollen. Das ist umso mehr der Fall, wenn wir selbst von dem Trauma bzw. dem Verlust tief bewegt und betroffen sind.
Günstig ist, wenn es uns gelingt, mit den Kindern **offen** über unsere Gedanken und Überlegungen zu **sprechen** und ihnen gegenüber auch unsere Zweifel, Unsicherheit oder **Unwissenheit einzugestehen**.
Kinder können sehr vieles wortwörtlich verstehen, umso wichtiger ist es, mit ihnen offen und klar über den Tod zu sprechen.[153] Damit können wir ihnen einerseits unsere Einstellung und Haltung vermitteln. Andererseits können sie in unseren Aussagen auch Antworten und damit eine Orientierung finden.

Andernfalls können
- vage formulierte Gedanken (z. B. „Dann ist man nicht mehr da"),
- Verniedlichungen, die den Tod verharmlosen oder beschönigen (z. B. „Oma schläft jetzt", „Papa ist auf einer langen Reise"), oder
- Umschreibungen, die für Kinder zu abstrakt und daher unverständlich sind (z. B. „Tante Eva ist jetzt in einem anderen Zustand"),

bei Kindern weitere Fragen und damit neuerlich Unsicherheit und Ängste auslösen.

Näheres über den Trauerprozess von Kindern sowie ihr altersentsprechendes Verständnis vom Tod finden Sie auch in „Wie Pippa wieder lachen lernte – Elternratgeber für traumatisierte Kinder" von Brigitte Lueger-Schuster und Katharina Pal-Handl (2004).

Traumatisierte Kinder und ihre Familien

Was bedeutet es für Eltern, wenn ihr Kind ein Trauma erlebt hat?

Erlebt ein Kind ein dramatisches Ereignis, dann sind davon auch seine Eltern tief betroffen. Die Mitteilung, dass ihr Kind einen schweren Unfall hatte, lebensbedrohlich verletzt worden ist oder in Lebensgefahr schwebt, kann auch für Eltern traumatisierend sein.
Unabhängig davon haben sie oft massive **Schuldgefühle** und sind der Überzeugung, als Eltern, insbesondere in ihrer elterlichen Schutzfunktion versagt zu haben.
Viele Eltern wissen zudem nicht, was ein traumatisches Erlebnis für ein Kind bedeuten und zu welchen Auswirkungen es führen kann. So haben sie oft verschiedenste **Ängste**, z. B. dass ihr Kind sein Leben lang an dem Trauma leiden, in seiner Persönlichkeit ganz verändert oder nie wieder fröhlich sein wird.

Allerdings kommt es auch vor, dass manche Eltern die Folgen eines Traumas für ihr Kind nicht wahrhaben können oder diese **verleugnen** müssen.[154] Das kann mit ihrer eigenen tiefen Betroffenheit, mit einem starken Gefühl der Bedrohung, die das Ereignis bei ihnen ausgelöst hat, oder mit ähnlichen, selbst erlebten Traumen zusammenhängen. Auch massive Schuldgefühle der Eltern, dass sie das traumatische Ereignis nicht verhindern bzw. ihr Kind nicht ausreichend davor beschützen konnten, können zu einem Verleugnen der Folgen führen.
Es kann aber auch vorkommen, dass sich die Schuldgefühle in Form von **Ärger** gegenüber dem Kind entladen.

Nach einem traumatischen Ereignis fühlen sich viele Eltern ihren Kindern gegenüber sehr verunsichert; sie wissen nicht genau, wie sie mit ihnen umgehen sollen, geschweige denn ob – und wenn, wie – sie mit ihnen über das Trauma sprechen können. Diese **Unsicherheit** und die Angst, sich nicht richtig zu verhalten oder etwas Falsches zu sagen, hält Eltern oft davon ab, ihrem Kind gegenüber das Geschehene anzusprechen.[155]
Viele Eltern fürchten auch, ihr Kind noch mehr zu belasten oder zu beunruhigen, wenn sie mit ihm über das Trauma reden, und vermeiden aus diesem Grund jedes **Gespräche** darüber.[156]

Traumatisierte Kinder und ihre Familien

Oft glauben oder hoffen Eltern, dass durch ein **Stillschweigen** das Geschehen gleichsam ungeschehen gemacht werden könnte.[157] In manchen Familien besteht daher ein stilles Übereinkommen, eine Art „Schweigepakt", über das Trauma nicht zu sprechen, um damit die „erlebten Verletzungen" auszublenden bzw. abzuspalten und dem Kind so ein – scheinbares – „Vergessen" zu ermöglichen.[158]

Abgesehen von all diesen Aspekten scheint jedoch allgemein nach wie vor die Auffassung verbreitet zu sein, dass Kinder traumatische Erlebnisse ohnedies ganz gut bewältigen können. So sind viele Eltern überzeugt, dass vor allem kleine Kinder ja noch zu jung sind, um das Geschehen wirklich mitzubekommen, und dass sie deshalb dadurch nicht so sehr belastet sind.[159] Auch die Vermutung, dass junge Kinder schlimme Erlebnisse rasch wieder vergessen, findet sich häufig. So werden ihre Auswirkung auf Kinder oftmals unterschätzt.

In dieser Hinsicht können wir als Helfer/innen – je nach unseren Möglichkeiten – einen wichtigen Interventionsschritt übernehmen, indem wir Eltern und Angehörigen unser Wissen über die Traumatisierung von Kindern weitergeben und so **aufklärend wirken**.

Wenn Eltern selbst traumatisiert sind

Haben Eltern das dramatische Ereignis selbst miterlebt, dann können auch sie durch dieses traumatisiert sein und posttraumatische Symptome entwickeln. Aufgrund ihrer eigenen Traumatisierung kann es auch dazu kommen, dass sie die psychische **Belastung** und die **Bedürfnisse** ihres Kindes nicht ausreichend oder gar nicht wahrnehmen können.

Manchmal stehen Eltern selbst dermaßen unter Schock oder sind in ihrer Betroffenheit und Trauer so gefangen, dass sie nicht genügend präsent sein können, um für ihr Kind da zu sein, es zu trösten und für seine Sicherheit und Geborgenheit zu sorgen. Manche Eltern können für ihre Kinder auch völlig „unzugänglich", gewissermaßen **„emotional verloren"** sein, was dazu führen kann, dass sich diese mit ihrem Erleben und Schmerz allein gelassen fühlen.[160]

Abgesehen davon bemerken bzw. bedenken wir häufig nicht, dass Kinder bereits als Säuglinge auf die **„inneren Welten"** ihrer Eltern eingestimmt sind.[161] Auch wenn Eltern oder andere wichtige Bezugspersonen versuchen, ihre eigene Betroffenheit zu verbergen oder sich gelassen zu geben, nehmen ihre Kinder doch sehr gut wahr, wie es ihnen tatsächlich geht. Sie spüren sehr wohl die Trauer, den Schmerz oder die Verzweiflung ihrer Eltern.

Außerdem lassen sich zwischen den **Symptomen von Eltern** und jenen ihrer Kinder oft Zusammenhänge erkennen. Vor allem sehr junge Kinder scheinen durch posttraumatische Symptome ihrer engsten Bezugspersonen, insbesondere ihrer Mütter, beeinflusst zu sein, so dass sie diese teilweise übernehmen oder auf ähnliche Weise zeigen.[162]

So berichtet Schechter von der dreijährigen Maria, die die Träume ihres Vaters malte. Dieser hatte am 11. September 2001 seine Morgenschicht im World Trade Center (WTC) mit einem Kollegen getauscht, so dass er sich zur Zeit der Anschläge nicht in dem Gebäude befand. Maria hatte die Geschehnisse im Fernsehen mitverfolgt, ohne zu wissen, ob nicht ihr Vater gerade im WTC ums Leben gekommen ist. Marias Vater litt nach den Anschlägen unter massiven Schuldgefühlen seinen Kollegen gegenüber und unter schweren Alpträumen. Auch Maria hatte Alpträume, aus denen sie in der Nacht mehrmals aufschreckte. Marias Zeichnungen und Phantasien glichen den Alpträumen ihres Vaters, wobei dieser nie mit ihr über seine Träume gesprochen hatte.[163]

Somit können Kinder also sowohl durch ihre eigene Traumatisierung als auch zusätzlich durch die ihrer Eltern belastet sein. Daher ist die Unterstützung bzw. professionelle Begleitung der Eltern sinnvoll und oft auch notwendig. Nehmen Eltern eine fachliche **Beratung** in Anspruch, können sie dadurch eine **psychische Entlastung** erfahren, die indirekt auch auf ihre Kinder wirkt. Zudem können Eltern **Informationen** erhalten, die es ihnen erleichtern ihre Kinder zu unterstützen.

Der Umgang der Eltern mit dem Trauma ihres Kindes

Wie ein Kind ein extrem belastendes Erlebnis bewältigt, kann auch durch den Umgang seiner Eltern mit diesem beeinflusst werden.
Kinder nehmen ja die Reaktionen ihrer Eltern auf das Ereignis sehr genau wahr. So schließen sie aus diesen beispielsweise darauf, ob ihre Eltern mit ihnen über das Geschehene sprechen können oder aber lieber gar nicht daran erinnert werden möchten.
Versuchen Eltern nach einem Trauma etwa ihre Betroffenheit zu **verbergen** – um so z. B. ihre Kinder zu schonen oder aber selbst nicht zu sehr mit dem Erlebten konfrontiert zu werden – so können die Kinder dadurch sehr irritiert sein; denn sie spüren ja sehr wohl die Betroffenheit.
Um ein Kind zu trösten, sagen Erwachsene oft, dass alles nicht so schlimm gewesen sei. Dies ist allerdings eine **Verharmlosung** des Ereignisses, durch die sich Kinder in ihrem Erleben und ihren Gefühlen stark verunsichert fühlen können. Wenn Eltern **Gesprächen** über das Ereignis oder Äußerungen von Gedanken und Gefühlen darüber **ausweichen**, diese abblocken oder gar verhindern, dann besteht die Gefahr, dass das Erlebte zu einem Tabu wird; über das Trauma darf dann nicht gesprochen werden. Das kann bei den Kindern jedoch zu einer vermehrten Beschäftigung mit dem Erlebnis führen.[164] Denn das Sprechen über ein traumatisches Erlebnis scheint für seine Bewältigung sehr wichtig zu sein. Wird es verhindert, so muss das Kind – sofern es nicht die Möglichkeit hat, mit jemandem anderen darüber zu reden – mit seinen Gefühlen, Bildern und Gedanken alleine zurechtkommen.

Sind Eltern jedoch bereit, mit ihrem Kind über das Erlebte zu sprechen, und gelingt es ihnen, ihm Verständnis und **Mitgefühl** zu schenken, dann können sie damit wesentlich zu seiner Traumaverarbeitung beitragen.[165]

Unabhängig von unserem Umgang mit einem Trauma ist uns Erwachsenen leider oft nicht bewusst, wie sehr Gespräche, die wir in Anwesenheit von Kindern über ein solches Geschehnis führen, von diesen aufgenommen werden. So unterschätzen Eltern oftmals, dass bereits junge Kinder solche Gespräche oder Gesprächsfetzen genauso aufnehmen wie die Stimmung und Befindlichkeit ihrer Eltern.[166] **Gesprächsinhalte**, die nicht direkt an die Kinder gerichtet, vage formuliert oder so besprochen werden, das wesentliche Inhalte verborgen bleiben, regen in der Regel die Phantasie der Kinder an. Kinder füllen ja fehlende oder ihnen nicht verständliche Informationen zumeist mit ihren Vorstellungen und Erklärungen auf. Dadurch können sie wieder Klarheit und eine Orientierung gewinnen. Diese Phantasien entsprechen allerdings nicht immer der Realität. Zudem sind sie oftmals an Schuldgefühle gekoppelt.
Um eine solche Entwicklung zu vermeiden, ist es wichtig, dass Eltern mit ihren Kindern über das Erlebte sprechen. Falls **Gespräche** über das Trauma **in Anwesenheit der Kinder** stattfinden, dann sollte das Gesagte für sie verständlich, klar und offen sein. Außerdem ist es sinnvoll, wenn die Kinder in solche Gespräche behutsam eingebunden werden. Das heißt keinesfalls, dass wir sie auffordern sollten, von dem Erlebnis zu erzählen; es kann jedoch bedeuten, dass wir sie behutsam danach fragen oder z. B. das, was das Kind erlebt hat, in Worte fassen, so dass es sich darin wiederfindet und damit verstanden fühlt.

Geschwister und Freunde/innen von Kindern, die ein traumatisches Ereignis erlebt haben

Ist ein Kind von einem Trauma betroffen, dann hat das auch auf seine Geschwister und engen Freunde/innen Auswirkungen.

Veränderung und Verlust einer Beziehung

Wenn ein Kind durch bzw. nach einem traumatischen Erlebnis stark verändert ist – es z. B. ganz in sich zurückgezogen oder aber sehr aggressiv ist –, dann fordert das von seinen Geschwistern (und auch Freunden/innen) eine große **Umstellung**. Plötzlich ist der Bruder/die Schwester, der/die sehr vertraut und lieb war, ganz anders als zuvor. Mit seiner/ihrer Veränderung ändert sich auch die Beziehung zu ihm/ihr. Damit gehen beide – Schwester/Bruder und die Beziehung zu ihr/ihm – auf gewisse Weise verloren. So kann die Traumatisierung eines Kindes für seine Geschwister und Freunde/innen einen einschneidenden **Verlust** bedeuten, auch wenn er/sie am Leben geblieben ist.

Florian, der jüngere Bruder des neunjährigen Clemens, hat durch einen Unfall mit kochendem Wasser hochgradige Verbrennungen erlitten. Florian wurde sofort ins Spital gebracht. Mehrmals wurden ihm unter Narkose die Verbände gewechselt, da dies sonst zu schmerzhaft für ihn gewesen wäre.
Clemens erzählt nun, dass sich Florian nach dem Unfall und den wiederholten Spitalsaufenthalten sehr verändert hat. Florian sei nicht mehr so wie früher. Irgendwie sei es so, als ob nicht mehr er, sondern ein ganz andere Junge da wäre. Clemens vermisst den „früheren" Florian sehr und kann sich an den „neuen" nur schwer gewöhnen. Er ist traurig und verwirrt; gleichzeitig fühlt er sich schuldig, weil er doch froh sein sollte, dass Florian noch am Leben ist.

Bleibt ein traumatisiertes Kind aufgrund schwerer Verletzungen längere oder lange Zeit im Krankenhaus oder in einem Rehabilitationszentrum, dann bedeutet auch das für die Geschwister und Freunde/innen eine große Veränderung und schlussendlich auch einen Verlust. Mit einem Mal fehlt die Schwester/der Bruder bzw. der/die Freund/in, mit der/dem die anderen Kinder sonst spielen, plaudern, lachen oder streiten und albern konnten.

Unterschiedliche Gefühle

Erlebt ein Kind ein traumatisches Ereignis, dann kann das bei seinen Geschwistern Traurigkeit, Verwirrung und u. a. auch massive **Schuldgefühle** auslösen. Wie wir schon besprochen haben, beziehen ja vor allem jüngere Kinder Geschehnisse zumeist auf sich und glauben für deren Zustandekommen verantwortlich zu sein. So sind sie oft überzeugt, dass ihrer Schwester/ihrem Bruder nur deshalb etwas Dramatisches zugestoßen ist, weil sie ihr/ihm gegenüber nicht lieb waren, sich über sie/ihn geärgert oder ihr/ihm etwas Böses gewünscht haben.

Die sechsjährige Anna war überzeugt davon, dass ihre beste Freundin Angela nur deshalb beim Schwimmen fast ertrunken wäre, weil sie sich kurz davor über sie ganz heftig geärgert und sie laut angeschrien hatte, dass sie sie nie mehr wiedersehen will.

Wenn ein traumatisiertes Kind längere Zeit in einem Krankenhaus verbringt, kann das bei seinen Geschwistern große **Ängste** und Ungewissheit auslösen. „Kommt er/sie wieder?" „Wird er/sie wieder gesund?" „Wird er/sie wieder so wie früher sein?"

Da einem betroffenen Kind in der Regel viel Aufmerksamkeit entgegengebracht wird, mag das bei seinen Geschwistern auch negative Gefühle wie **Eifersucht und Ärger** über den Bruder/die Schwester und seine/ihre Sonderstellung hervorrufen. Ähnlich wie Geschwister von verstorbenen Kindern fühlen sich auch jene von traumatisierten Kindern zudem oft einsam, **allein**

gelassen und von ihren Eltern oder übrigen Angehörigen und Bekannten übersehen. Häufig kommen sie sich unbedeutend, überflüssig oder gar lästig vor.

Etwaige abweisende oder **aggressive Verhaltensweisen** der Geschwister gegenüber dem traumatisierten Kind oder seinen Eltern sowie entsprechende Äußerungen (etwa Kritik und Vorwürfe oder abfällige Bemerkungen) sind daher sehr verständlich.

Die Belastung der Eltern

Geschwister von betroffenen Kindern nehmen zumeist auch intensiv die Sorgen, Verzweiflung, Traurigkeit und Schuldgefühle ihrer Eltern wahr. Oftmals übernehmen sie diese auch. Manche Kinder versuchen zudem, ihre Eltern besonders zu entlasten oder zu unterstützen; sie übernehmen dann Aufgaben, für die sie mitunter noch zu jung sind, oder fühlen sich überhaupt für ihre Eltern und ihre Familie **verantwortlich**.

Zudem kann es aufgrund des traumatischen Ereignisses und seinen Auswirkungen innerhalb seiner Familie auch zu Vorwürfen bzw. Schuldzuweisungen und folglich auch zu **Konflikten** und Spannungen kommen.

So können Geschwister von traumatisierten Kindern nicht nur durch ihre eigene Betroffenheit, sondern auch durch die ihrer Eltern sowie durch innerfamiliäre Konflikte belastet sein.

Innerfamiliäre Veränderungen

Durch Krankenhausaufenthalte und Behandlungen eines traumatisierten Kindes verändert sich oft der gewohnte **Tages- oder Wochenablauf** innerhalb einer Familie. So bleibt für manches keine oder weniger Zeit als zuvor. Mitunter ändern sich auch die Interessen und damit die Aktivitäten einer Familie. Sind etwa die Eltern eines Kindes aufgrund seiner Traumatisierung sehr belastet, dann kann es vorkommen, dass sie ihre Freude an manchen **Freizeitaktivitäten** verlieren und sich dadurch auch die gemeinsame Freizeitgestaltung mit den übrigen Kindern verändert.

Da Eltern ihrem betroffenen Kind besonders viel Beachtung und Fürsorge schenken, erhalten seine Geschwister häufig weniger **Aufmerksamkeit** und Zuwendung als zuvor und sind vermehrt auf sich selbst gestellt.

Der kleine Michael musste nach einem schweren Verkehrsunfall mehrere Wochen im Krankenhaus verbringen. Nach seiner Entlassung hatte er mehrere Monate lang regelmäßig Behandlungen. Michaels

Eltern waren nach dem Unfall lange Zeit tief besorgt, ob Michael wieder gesund werden würde. Während Michael im Krankenhaus war, verbrachten seine Eltern sehr viel Zeit bei ihm.

Michaels Unfall forderte eine grundlegende Umstellung des familiären Ablaufs. Von den Sorgen der Eltern und der Tatsache, dass ihre Eltern viel Zeit bei Michael verbrachten, waren seine beiden jüngeren Geschwister sehr betroffen. So hatten sie mit einem Mal damit zurechtzukommen, dass ihre Eltern weitaus weniger oft zu Hause waren und für sie viel weniger Zeit hatten als früher. Zudem waren die beiden damit konfrontiert, dass ihre Eltern lange Zeit über sehr besorgt und entsprechend verzweifelt, ernsthaft und traurig waren.

Aufgrund der genannten Belastungen können auch die Geschwister eines betroffenen Kindes psychische und/oder psychosomatische **Symptome** – z. B. Schlafstörungen, Alpträume, Ängste, eine verminderte Konzentrations- und Merkfähigkeit, Nervosität und innere Unruhe oder aggressives Verhalten – entwickeln.

Da sich die Aufmerksamkeit der Eltern oder anderer Bezugspersonen auf das traumatisierte Kind richtet, bleibt die Betroffenheit und das Leid seiner Geschwister häufig unbemerkt. So erhalten diese oft auch keine entsprechende Unterstützung oder **Hilfestellung**.

Als Helfer/innen sollten wir uns dessen bewusst sein und allenfalls – entsprechend den uns zur Verfügung stehenden Möglichkeiten – Eltern auf die Belastung ihrer anderen Kinder aufmerksam machen und/oder dieser durch gezielte Interventionen (beispielsweise Gespräche mit dem Kind, seine verstärkte Einbindung in eine Gemeinschaft, Empfehlung einer professionellen Unterstützung des Kindes) entgegenwirken.

> **Zusammenfassend:**
> Eltern fühlen sich zumeist schuldig, ihr Kind nicht ausreichend beschützt und vor dem traumatischen Ereignis bewahrt zu haben. Viele haben zudem Angst, dass ihr Kind sein Leben lang unter dem Trauma und seinen Folgen leiden wird. Zumeist fühlen sich Eltern auch unsicher, wie sie mit ihrem Kind umgehen sollen und ob oder wie sie mit ihm über das Geschehene sprechen können. Viele vermeiden diesbezügliche Gespräche überhaupt, um ihre Kinder zu schonen und nicht weiter zu belasten. Zumeist versuchen Eltern ihre eigene Betroffenheit zu verbergen; Kinder sind jedoch auf „die innere Welt" ihrer Eltern eingestimmt und nehmen deren Befindlichkeit genau wahr.
> Gelingt es Eltern, ihrem Kind Verständnis und Mitgefühl entgegenzubringen, und ist es ihnen möglich, mit ihm über das Erlebte zu sprechen, dann können sie damit wesentlich zu seiner Verarbeitung des Traumas beitragen. Sind die Eltern selbst traumatisiert, dann kann es vorkommen, dass sie aufgrund ihrer eigenen Belastung die Bedürfnisse ihres Kindes nicht wahrnehmen und es nicht ausreichend unterstützen können. Dann ist eine professionelle Unterstützung der Eltern notwendig.
> Die Traumatisierung eines Kindes bedeutet auch für seine Geschwister und Freunde/innen eine große Belastung, Veränderungen und oft auch einen Verlust.

> Die Geschwister von traumatisierten Kindern sind u. a. traurig und verwirrt, haben oft Angst um ihren Bruder/ihre Schwester, Schuldgefühle ihm/ihr gegenüber und empfinden mitunter Eifersucht oder Wut auf ihn/sie. Zudem sind sie durch die Betroffenheit ihrer Eltern sowie durch familiäre Veränderungen und Konflikte belastet. Daher können auch sie psychische und psychosomatische Symptome entwickeln, die eine professionelle Begleitung notwendig machen.

Die Bewältigung eines Traumas: Grundlegende Aspekte

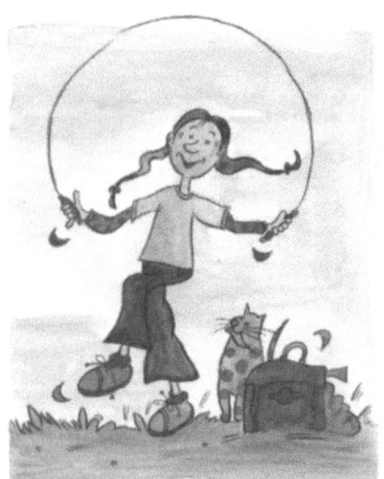

Der Prozess der Verarbeitung bzw. Bewältigung eines Traumas verläuft individuell verschieden. Innerhalb einer Familie können daher die einzelnen Mitglieder ganz unterschiedliche Bewältigungsprozesse durchlaufen. Diese erfolgen – so wie bei der Trauer – „nicht geradlinig, wie auf einer Autobahn"; vielmehr hat jeder Mensch sein eigenes „**persönliches Tempo**" und seine ganz persönliche Art und Weise, mit dem Erlebten umzugehen.[167]

Bei der **Bewältigung** eines Traumas spielen einige Aspekte eine ganz grundlegende Rolle: nämlich das Erleben von

– Sicherheit,

– Kontrollierbarkeit und

– Normalität.

Sicherheit

Das Erleben von Sicherheit ist für ein traumatisiertes Kind ganz essentiell. Es stellt eine wesentliche Grundlage dar, damit es allmählich wieder eine innere Stabilität gewinnen kann.[168]

Zum einen entsteht ein Gefühl von **Sicherheit** dadurch, dass – soweit dies möglich ist – keine weiteren Verunsicherungen oder belastenden Ereignisse stattfinden. So wäre es für ein traumatisiertes Kind eine zusätzliche Belastung, wenn es z. B. einem Schulwechsel mit dem Verlust seines gewohnten Umfeldes und damit seiner Freunde/innen und Lehrer/innen ausgesetzt wäre. Dies mag mitunter nicht vermeidbar sein; dann etwa, wenn ein Elternteil stirbt und das Kind zu dem getrennt lebenden anderen Elternteil übersiedelt.

Wechsel, Veränderungen und damit einhergehende neuerliche Verluste sollten jedoch – wenn möglich – weitgehend vermieden werden.

Zum anderen wird das Erleben von Sicherheit – sowie von Halt und Geborgenheit – wesentlich durch **Verlässlichkeit** bestimmt. Indem wir uns an unsere

Versprechungen und Vereinbarungen – auch an angekündigte Konsequenzen – halten, können Kinder nach einem Trauma von Neuem die Erfahrung machen, dass die Welt und das Leben nicht nur unberechenbar und unkontrollierbar sind; sie können in gewissem Maße auch vorhersehbar und sicher sein.
Durch das Erleben von Verlässlichkeit lernen Kinder, trotz unvorhersehbarer, schlimmer Ereignisse dem Leben wieder zu vertrauen. Und sie können erleben, dass die Welt nicht nur „schlecht" oder ungerecht, sondern auch „gut" ist.

Beständigen, liebevollen Beziehungen kommt dabei eine entscheidende Rolle zu.
Gerade nach einem traumatischen Erlebnis, durch das sich vieles schlagartig verändert und Gewohntes und Sicherheit weitgehend verloren gehen, sind für die betroffenen Kinder Beziehungen zu Menschen, auf die sie sich verlassen können, grundlegend wichtig.
Somit können verlässliche, konstante Beziehungen – ganz im Sinne der weiter oben beschriebenen protektiven Faktoren – den Auswirkungen des traumatischen Erlebnisses entgegenwirken und dazu beitragen, die Gefahr der Entstehung von Folgesymptomen zu reduzieren.
Solche Beziehungen sind nicht nur auf das familiäre Umfeld beschränkt; sie können genauso gut zwischen einem Kind und uns Helfern/innen oder beispielsweise auch Bekannten und Nachbarn/innen gegeben sein oder entstehen.
In diesen Beziehungen können Kinder neben Sicherheit vor allem auch **Geborgenheit** und **emotionalen Halt** erleben. Dabei spielt auch körperliche Zuwendung in Form von Berührungen eine wichtige Rolle. Indem wir ein Kind umarmen, seine Hand halten oder einen Arm um seine Schulter legen, schenken wir ihm Zuwendung und Geborgenheit. Dadurch kann es sich – zumindest in diesem Moment – gehalten und sicher fühlen.
Im **Umgang mit Berührungen** sollten wir jedoch sehr **sensibel und achtsam** sein. Es ist wichtig, die körperlichen Grenzen des Kindes zu beachten, seine diesbezüglichen Signale (z. B. Aus- oder Zurückweichen bei einer Berührung) wahrzunehmen und unser Verhalten auf diese abzustimmen.

Nicht zuletzt kann die Erfahrung, von anderen **angenommen zu werden**, wesentlich zu der Bewältigung eines Traumas beitragen.
Wenn wir einem Kind vermitteln, dass es so sein darf, wie es ist, mit all seinen unterschiedlichen Emotionen – Ängsten, Traurigkeit, Wut und Zurückgezogenheit –, so signalisieren wir ihm, dass es willkommen und mit allen seinen Facetten völlig in Ordnung ist. Das ist umso wichtiger, da Kinder nach einem traumatischen Erlebnis oft mit ihren vielfältigen Gefühlen und Reaktionsweisen überfordert sind und mit sich selbst nicht so zurechtkommen wie zuvor. Indem ich einem Kind zeige, dass ich es annehme, kann es sich nicht nur sicher und geborgen fühlen; es kann sich auch **als „normal" erleben**.
Das heißt nicht, dass wir alle Verhaltensweisen, die ein traumatisiertes Kind zeigt – beispielsweise aggressives, abweisendes oder ein stark in sich gekehrtes Verhalten – gutheißen; es bedeutet vielmehr, dass wir das Kind grundsätzlich

annehmen und akzeptieren und ihm mit einer entsprechenden Haltung begegnen.

Kontrollierbarkeit

Ein traumatisches Erlebnis ist ja ein unkontrollierbares, zumeist plötzlich eintretendes Ereignis, bei dem Kinder erleben, dass sie kaum oder keinerlei Einfluss haben, die Kontrolle verlieren und sich ausgeliefert fühlen. Umso wichtiger ist es, dass sie danach wieder eine gewisse **Vorhersehbarkeit** und ein Gefühl der Kontrollierbarkeit erfahren können.

Damit dies möglich ist, sollte eine weitgehende **Transparenz und Klarheit** bezüglich
- alltäglicher Geschehnisse, Abläufe und Entscheidungen sowie
- einschneidender Ereignisse, Entscheidungen und Veränderungen gegeben sein.

Alltägliche Geschehnisse, Abläufe und Entscheidungen

Für Kinder, die ein traumatisches Ereignis erlebt haben, ist ein weitgehend **geregelter**, **überschaubarer** und **vorhersehbarer** Alltag sehr hilfreich und unterstützend. Das trifft sowohl auf den Tagesablauf zu Hause zu, als auch auf jenen im Kindergarten, in der Schule oder in der Nachmittagsbetreuung.
Ein annähernd gleichbleibender täglicher Ablauf ermöglicht gerade traumatisierten Kindern sich zu orientieren, ein **Gefühl der Kontrolle** zu haben – und diese auch wieder zurückzugewinnen – und sich sicher zu fühlen. Er gibt ihnen auch die Möglichkeit, das Leben zumindest teilweise wieder als vorhersehbar und kontrollierbar zu erleben.
Alle diese Aspekte unterstützen traumatisierte Kinder dabei, wieder zur Ruhe zu kommen und innerlich stabiler zu werden.
Ein Tagesablauf ohne Regelmäßigkeit, bei dem vieles offen bleibt, würde für die Kinder hingegen große Ungewissheit bedeuten. Er würde bei ihnen ein Gefühl der Unsicherheit und des Ausgeliefertseins auslösen bzw. verstärken.

Insbesondere bei kleineren oder größeren Entscheidungen – etwa bezüglich der Urlaubsplanung, Wahl von Freizeitaktivitäten oder Veränderungen im Wohnraum oder im Klassenzimmer – ist die Information und Einbindung der Kinder wichtig. Dadurch können sie die Erfahrung machen, dass sie auf das Leben zumindest zum Teil Einfluss nehmen können. Das unterstützt sie in der „**Rückgewinnung ihrer Kontrolle**" und damit in ihrer Bewältigung des traumatischen Ereignisses.[169]

Einschneidende Ereignisse, Entscheidungen und Veränderungen

Vor allem bei einschneidenden Vorkommnissen, bei wichtigen Entscheidungen und größeren Veränderungen sollten gerade traumatisierte Kinder hinreichend **informiert** werden.

Das trifft vor allem auf medizinische Untersuchungen, Behandlungen und Eingriffe zu.

Diese bereiten vielen Kindern ohnedies große Angst und können mitunter auch zu einer weiteren Traumatisierung führen. Wenn die betroffenen Kinder jedoch – sofern es sich nicht um eine Notfallsituation handelt – über das, was geschehen wird, ausreichend informiert werden und ihnen währenddessen erklärt wird, was passiert, dann kann die Gefahr, dass sie sich ausgeliefert und hilflos fühlen, vermindert werden und sie können sich beruhigen.

In einem Krankenhaus stellen **Klarheit** bezüglich festgesetzter Besuchszeiten und des Tagesablaufs, Informationen über bevorstehende Untersuchungen und Behandlungen sowie die Einhaltung angekündigter Visiten und Untersuchungen eine Vorhersehbarkeit her und tragen so bei den Kindern zu einem Gefühl von Kontrollierbarkeit und Sicherheit bei.

Aber auch bei psychologischen oder psychotherapeutischen Untersuchungen und Behandlungen oder bei anderen Maßnahmen (sozialarbeiterischen, rechtlichen etc.), die im Zuge oder als Folge des traumatischen Ereignissen gesetzt werden, ist eine ausführliche **Aufklärung** der Kinder sowie das **Einhalten von angekündigten Schritten** entscheidend.

Auch bei diesen schaffen Information und Verlässlichkeit eine gewisse Vorhersehbarkeit und damit ein Gefühl von Kontrollierbarkeit und Sicherheit. Dadurch verringern sich bei den Kindern wiederum Ängste, Sorgen und das Gefühl der Hilflosigkeit.

Alle diese Aspekte treffen genauso auf größere Entscheidungen und Veränderungen im Leben traumatisierter Kinder zu. Auch bei diesen – z. B. bei einem Wohnungs- oder Wohnortwechsel oder bei der Wahl der Schule – sollten gerade sie ausreichend informiert und – so weit dies möglich ist – in **Entscheidungsfindungen eingebunden** werden.

Schließlich spielt auch hierbei unsere **Verlässlichkeit** eine wichtige Rolle. Indem wir unsere Vereinbarungen und Ankündigungen einhalten, tragen wir dazu bei, dass traumatisierte Kinder das Leben wieder als vorhersehbar erleben können.

Wie können wir zum Erleben von Sicherheit und Kontrollierbarkeit beitragen? – Möglichkeiten der Unterstützung

Unterstützungsmöglichkeiten in medizinischen Einrichtungen

In medizinischen Einrichtungen – z. B. Kliniken und Ambulanzen – können wir als Helfer/innen bei den Kindern das Gefühl von Sicherheit und Kontrollierbarkeit verstärken, indem

- wir den Kindern achtsam begegnen;
- Eltern und Angehörige die Möglichkeit haben, möglichst viel Zeit bei ihren Kindern zu verbringen;
- es weitgehend möglich ist, dass Eltern bei Untersuchungen oder Behandlungen anwesend sein können;
- ein regelmäßiger, weitgehend gleichbleibender Tagesablauf gegeben ist;
- wir die Kinder möglichst ausführlich über den Tagesablauf, bevorstehende Visiten, Untersuchungen und Behandlungen informieren;
- wir Kinder auf bevorstehende Eingriffe behutsam und ausreichend vorbereiten;
- wir Ankündigungen – u. a. bezüglich der Zeiten von Visiten oder Untersuchungen – weitgehend einhalten oder ihre Verschiebung bekannt geben.

Unterstützungsmöglichkeiten in der Schule

In der Schule können wir bei den Kindern das Gefühl von Sicherheit und Kontrollierbarkeit unterstützen, indem wir beispielsweise verstärkt

- den Kindern achtsam und mit Anerkennung begegnen;
- einen weitgehend gleichbleibenden Schulalltag ermöglichen;
- ermöglichen, dass Kinder den schulischen Alltag – soweit dies umsetzbar ist – mitbestimmen können (z. B. bei der Klassengestaltung, bei Ausflügen, durch Beteiligung an der Unterrichtsgestaltung);
- die Kriterien der Leistungsbeurteilung offen legen;
- den Kindern die Unterrichtsziele klar vermitteln;
- den Kindern bei schulischen oder persönlichen Schwierigkeiten unsere Unterstützung anbieten.

Unterstützungsmöglichkeiten für Angehörige einzelner Berufsgruppen

Als Psychologen/innen, Psychotherapeuten/innen, Sozialarbeiter/innen oder als Angehörige ähnlicher Berufsgruppen können wir traumatisierte Kinder in ihrem Erleben von Sicherheit und Kontrollierbarkeit unterstützen, indem wir z. B.

- den Kindern achtsam begegnen;
- sie über den Zweck und das Ziel unseres Gespräches oder Kontaktes etc. ausreichend informieren;

Die Bewältigung eines Traumas: Grundlegende Aspekte

- die Kinder über das, was im Rahmen unseres Gespräches oder Kontaktes passieren wird, ausführlich aufklären;
- sie über unser weiteres Vorgehen, weitere Kontakte bzw. Besuche, Überweisungen an andere Fachkräfte etc. genau informieren;
- unsere Ankündigungen und Vereinbarungen (z. B. Termine) größtmöglich einhalten;
- nichts ankündigen, was wir nicht sicher einhalten können (z. B. **jederzeit** für das Kind da zu sein).

Kinder können sich auch dadurch allmählich wieder sicher fühlen und ein Gefühl der Kontrollierbarkeit gewinnen, wenn wir eine **konsequente Haltung** einnehmen.[170]

So sollte sich unsere Verlässlichkeit nicht nur auf Versprechungen und Vereinbarungen, sondern auch auf angekündigte Konsequenzen beziehen. Das Einhalten von beabsichtigten Folgen (beispielsweise einer Auszeit) ist gerade bei Kindern, die ein Trauma erlebt haben, sehr wichtig. Eine sehr nachgiebige Haltung und ein loser Umgang mit Konsequenzen, Regeln und Grenzen kann von ihnen als mangelnde Sicherheit und fehlender Halt erlebt werden.

Viele Eltern haben nach einem schlimmen Erlebnis ihrem Kind gegenüber massive Schuldgefühle und lassen ihm deshalb ganz besonders viele Freiräume. Dadurch kann es aber z. B. den Eindruck bekommen, dass es schwach und unbelastbar ist und deshalb geschont werden muss. Das Kind kann dadurch aber auch das Gefühl haben, dass es seinen Eltern nicht so wichtig ist.[171]

Normalität

Ein traumatisches Geschehen ist alles andere als ein alltägliches Ereignis. Es übersteigt bei weitem unsere üblichen Erfahrungen. Um es verarbeiten zu können, ist es hilfreich, ihm eine Normalität entgegenzusetzen. Diese kann vor allem durch einen weitgehend gewohnten **Tagesablauf** und eine tägliche **Routine** hergestellt werden.

Diese wirken auf betroffene Kinder zum einen beruhigend und stabilisierend.[172]

Zum anderen erleben traumatisierte Kinder dadurch neben Sicherheit vor allem **Kontinuität** und Beständigkeit. So können sie erfahren, dass sich trotz eines schwerwiegenden, einschneidenden Ereignisses in ihrem Leben nicht alles verändert, sondern manches – oder gar vieles – bestehen bleibt und das Leben weitergehen kann.

Wie können wir zum Erleben von Normalität beitragen? – Möglichkeiten der Unterstützung

Zum Erleben von Normalität können wir beitragen, indem wir den Kindern u. a. vermitteln, dass ihre

- Gefühle (Ängste und Sorgen, Schuldgefühle, Reizbarkeit und Wut, Traurigkeit etc.),
- wiederholten Gedanken und sich aufdrängenden Erinnerungen an das Geschehnis sowie
- Probleme (z. B. Unruhe, Alpträume, Schlafschwierigkeiten, Müdigkeit und Erschöpfung, Konzentrations- und Merkschwierigkeiten, geringere schulische Leistungen)

normale Reaktionen auf ein außergewöhnliches, nicht alltägliches Ereignis sind.

Wir können zudem einem betroffenen Kind beispielsweise auch sagen:

- „Wenn Kinder schlimme Dinge erleben, dann haben sie oft schlimme Gefühle, die nicht so rasch wieder weggehen."[173]
- „Weißt du, es ist ganz normal, wie es dir jetzt geht. Vielen Kindern, die etwas Schlimmes erlebt haben, geht es ähnlich wie dir; sie haben auch solche Gefühle, Gedanken und Beschwerden wie du."

Zusammenfassend können wir festhalten:
Bei der Bewältigung eines Traumas spielen das Erleben von

- Sicherheit
- Kontrollierbarkeit und
- Normalität eine ganz grundlegende Rolle.

Vor allem durch beständige, liebevolle Beziehungen können traumatisierte Kinder wieder ein Gefühl der Sicherheit erfahren. Dabei kommt auch Berührungen eine wichtige Bedeutung zu. Mit diesen sollten wir jedoch sehr sensibel und achtsam umgehen und die körperlichen Grenzen des Kindes sowie seine diesbezüglichen Signale beachten.
Auch durch unsere Verlässlichkeit, also durch unser Einhalten von Versprechungen und Ankündigungen, gewinnen Kinder ein Gefühl von Sicherheit. Geborgenheit und Halt können sie auch erfahren, wenn wir sie mit ihren unterschiedlichen Reaktionen auf das Trauma (z. B. Rückzug oder Wut) annehmen. Das ist umso wichtiger, da es Kindern nach einem traumatischen Erlebnis oft schwer fällt, mit ihren Reaktionen und Veränderungen zurechtzukommen.
Da ein Trauma ein Ereignis ist, bei dem sich Kinder ausgeliefert fühlen, ist es danach besonders wichtig, dass sie wieder ein Gefühl der Kontrolle gewin-

Die Bewältigung eines Traumas: Grundlegende Aspekte

nen können. Das wird u. a. durch einen weitgehend geregelten und vorhersehbaren Alltag möglich. Außerdem können wir dazu beitragen, indem wir Kinder ausführlich über Geschehnisse und Vorhaben (z. B. bevorstehende Untersuchungen und Behandlungen) informieren und sie in möglichst alle Entscheidungen einbinden.

Nachdem traumatische Ereignisse alles andere als alltägliche Erlebnisse sind, ist es hilfreich, ihnen eine Normalität entgegenzusetzen. Dies kann u. a. durch einen gewohnten Tagesablauf und vor allem auch dadurch geschehen, dass wir den Kindern vermitteln, dass ihre Gefühle (z. B. Angst und Wut), wiederholten Erinnerungen und Gedanken an das Trauma und Probleme (z. B. Konzentrationsschwierigkeiten und Unruhe) normale Reaktionen auf ein nicht alltägliches Ereignis sind.

Gespräche über das Trauma

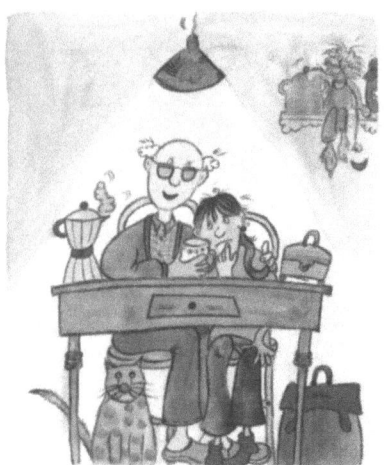

Für Kinder ist es sehr wichtig, die Möglichkeit zu haben, mit jemandem über das traumatische Geschehen sprechen zu können.

Gespräche als Klärung

Das ist vor allem dann der Fall, wenn sie über die Ursachen des Ereignisses nicht genau Bescheid wissen.
Kinder suchen ja nach Erklärungen, um das Geschehene verstehen und damit kontrollierbarer machen zu können. **Fehlende Informationen und Erklärungen** versuchen Kinder in der Regel mit ihren Vorstellungen auszugleichen bzw. aufzufüllen. So malen sie sich aus, was geschehen sein könnte; damit legen sie sich selbst eine Erklärung zurecht. Diese entspricht aber nicht immer (völlig) der Realität und ist zudem sehr oft mit **Schuldgefühlen** verbunden.
So haben viele Kinder die Vorstellung, sie selbst seien für ein schlimmes Ereignis verantwortlich. Oft glauben sie auch, dass dieses eine **Bestrafung** für etwas ist, das sie falsch gemacht haben.

Die sechsjährige Lydia wusste nicht genau, woran ihr Opa gestorben war. Niemand sprach mit ihr darüber. So war sie fest davon überzeugt, dass er nur deshalb gestorben war, weil sie ihn nicht so oft besucht hatte.

Wie Leonore Terr beschreibt, verbinden Kinder traumatische Geschehnisse mit Ereignissen, die sich vor diesem ergeben haben. Sie sehen dann in diesen die Ursache oder Ankündigung bzw. ein **Omen** für das Entstehen des Traumas.[174]
Gespräche über das Trauma können nun dazu beitragen, dass betroffene Kinder **Klarheit** über das Geschehene und sein Zustandekommen gewinnen. „Eine klare Idee von dem, was wirklich passiert ist" kann „der erste Schritt in der Bearbeitung und Bewältigung des Traumas" sein.[175] So können wir bei den betroffenen Kindern **unrealistische Vorstellungen** über das Trauma und seine Ursachen korrigieren.[176] Das kann insbesondere durch **Sachinformationen** – beispielsweise durch medizinische Informationen über die Ursache eines Herz-

infarkts – geschehen. Dadurch verringern sich Verwirrungen und Verunsicherungen[177] und damit verbundene Schuldgefühle.
Allerdings ist es für Kinder gleichsam ein Schutz, wenn sie über das schlimme Geschehen nicht vollständig bzw. im Detail informiert werden.[178]
Durch die Vermittlung von Informationen über das, was weiter geschehen wird (z. B. eine vorübergehende Unterbringung bei Verwandten oder eine medizinische Behandlung), kann ein Kind außerdem wieder ein Gefühl von **Sicherheit und Kontrollierbarkeit** gewinnen.

Gespräche als Entlastung

Gespräche über das Trauma können für Kinder vor allem auch eine emotionale **Entlastung** sein.
Selten sprechen Kinder von sich aus über das traumatische Erlebnis; der Grund dafür liegt oft darin, dass sie andere Menschen, insbesondere ihre Eltern, Geschwister oder Freunde/innen, schonen und nicht weiter belasten möchten.[179]
Daher ist es hilfreich, wenn wir nach einem Trauma von uns aus beginnen, mit dem Kind über das Erlebte zu sprechen. Damit signalisieren wir ihm, **dass es darüber reden darf** und dass wir bereit – und auch entsprechend belastbar – sind, von dem Ereignis zu hören.[180]

Indem wir das tun, vermitteln wir dem Kind, dass wir das, was es erlebt, und **den Schmerz**, den es dadurch erfahren hat, wahrnehmen und **anerkennen**. So fühlt es sich auch mit dem Erlebnis und seinem Schmerz **nicht alleine gelassen**. Außerdem können traumatisierte Kinder in einem Gespräch ihre Gefühle, Gedanken und Ängste ausdrücken.
Das **Schweigen** über das Trauma kann hingegen zu einer **Tabuisierung** des Ereignisses führen.[210] Die betroffenen Kinder haben dann den Eindruck, dass sie über das Geschehene nicht sprechen dürfen und fühlen sich im Stich gelassen.

Das Reden über das Ereignis dürfte im Übrigen bei den Kindern das Risiko der Entstehung von psychosomatischen Folgebeschwerden verringern.[181]

Allerdings sollten wir Gespräche über das traumatische Ereignis **nicht forcieren** und die betroffenen Kinder keineswegs dazu ermuntern oder gar dazu drängen, ausführlich oder wiederholt über das Erlebte zu sprechen.
Wenn wir von einer traumatischen Erfahrung erzählen, „**hört**" nämlich **unser Körper** gleichsam **mit** und glaubt, wieder in Gefahr zu sein. Dementsprechend reagiert er auf die neuerlich hervorgerufene „Empfindung der unmittelbaren Gefahr" mit einer übermäßigen Aktivierung und mit Reaktionen, wie wir sie in und unmittelbar nach dem Ereignis erlebt haben (z. B. Unruhe). Dadurch kann es zu einer Verstärkung bestehender traumaspezifischer Symptome kommen.[182]

Worauf sollten wir bei einem Gespräch mit einem betroffenen Kind achten?

Wenn wir mit einem Kind über ein traumatisches Erlebnis sprechen möchten, ist es wichtig, einige Aspekte zu beachten:
Hilfreich ist, wenn wir

- einem betroffenen Kind **signalisieren**, dass wir bereit und in der Lage sind, mit ihm über das Ereignis zu reden.
  Das können wir tun, indem wir behutsam das Geschehene ansprechen, beispielsweise indem wir sagen: „Ich habe gehört, dass Deine Mama einen Autounfall hatte. Das tut mir sehr leid. Ich kann mir vorstellen, dass das sehr schlimm für Dich war."
- keinesfalls ein Kind dazu **drängen**, über das Ereignis zu sprechen, oder ihm gar zu verstehen geben, dass es darüber sprechen muss.
- **akzeptieren**, wenn ein Kind (noch) **nicht** mit uns über das Erlebte **sprechen** möchte.
  Es sollte den Kindern überlassen sein, wann und mit wem sie über das Geschehene reden möchten. Manchmal dauert es, bis Kinder darüber sprechen können. Für manche Kinder ist das Ereignis auch so belastend, dass sie gar nicht darüber reden können und das Erlebte wegschieben müssen. Auf jeden Fall braucht ein Gespräch einen passenden Rahmen: nämlich genügend Zeit, Ruhe und Vertraulichkeit.
- es zulassen, dass ein Kind das Gespräch **unter- oder abbricht**.
  Ein Abbruch ist zumeist ein Zeichen dafür, dass das Gespräch für das Kind zu belastend oder bedrohlich ist.
- es zulassen, wenn das Kind **schweigt**.
  Für manche Kinder ist es entlastend, wenn sie mit jemandem zusammen sein können, der zwar von dem Ereignis weiß, es aber zulässt, dass sie nicht darüber reden oder überhaupt schweigen.
- **verlangsamend** einwirken, wenn Kinder ausführlich, aufgeregt oder immer wieder von dem Trauma erzählen und es dadurch zu einer Verstärkung ihrer Symptome kommt. Wir können dem Kind z. B. sagen, dass wir gerne von dem Geschehen erfahren möchten, es aber bitten, langsamer oder jeweils nur ein wenig davon zu erzählen.
  Vor allem in einem therapeutischen Setting können wir auf das Erzählen des Kindes auch dadurch verlangsamend einwirken, indem wir es fragen, wo in seinem Körper es denn das Erlebte spürt. Dabei können wir die Kinder unterstützen, indem wir einzelne Körperteile nennen. Wir können das Kind auch fragen, was es denn in seinem Körper empfindet, wenn es von dem Erlebnis erzählt (vielleicht einen Druck im Bauch oder einen Kloß im Hals). Vielleicht hat es dazu auch ein Bild (z. B. einen dicken grauen Stein), das es näher beschreiben möchte.[183] Wir können das Kind auch danach fragen, wo in seinem Körper es sich denn gut oder besser anfühlt.

Gespräche über das Trauma

- versuchen, ruhig und **gelassen** zu sein und dem Kind Sicherheit zu geben.
- den unterschiedlichsten Gefühlen des Kindes – Wut, Zorn, Traurigkeit, Verzweiflung etc. – **ohne Bewertung** und offen begegnen und
- dem Kind vermitteln, dass seine Gefühle, die wiederkehrenden Gedanken und Erinnerungen an das Erlebnis sowie die Folgesymptome **normale Folgen** auf ein nicht alltägliches Ereignis sind.
  Wir können beispielsweise sagen: „Das, was Du erlebst, sind ganz normale Folgen auf so ein schlimmes Ereignis." Oder: „Viele Kinder, die so etwas erlebt haben, reagieren so wie du; es ist also ganz normal, was du erlebst."
- **ehrlich** und **einfühlsam** auf die Fragen der Kinder eingehen.
- **Ängste und Schuldgefühle** des Kindes beruhigen bzw. entkräftigen.
- unser **Mitgefühl** angemessen und sensibel zeigen oder ausdrücken.
- **Themen**, die für uns persönlich heikel sind – etwa Sterben und Tod – **zulassen**.
- zu unserer **Unsicherheit** im Umgang mit dem Trauma oder mit Themen, die für uns sensibel sind, stehen.
- uns eingestehen, nicht auf alle **Fragen** (z. B. warum das Ereignis geschehen musste) eine Antwort zu wissen.
- dem Kind gegenüber nur das **ankündigen oder versprechen**, was wir sicher **einhalten** können (beispielsweise nur zu bestimmten Zeiten sicher für das Kind da bzw. telefonisch erreichbar zu sein).
- Sätze wie „Alles wird wieder gut", „Das wird schon wieder", „Es hätte ja noch schlimmer kommen können", „Andere erleben noch Schlimmeres" etc. sind nicht nur **unpassend**, sie sind alles andere als hilfreich. Mit solchen Aussagen verharmlosen wir das Geschehene, nehmen das Kind und sein Erleben nicht ernst und kündigen etwas an, was nicht eintreffen wird.

> **Zusammenfassend** können wir festhalten:
> Für Kinder ist es sehr wichtig, nach einem traumatischen Erlebnis die Möglichkeit zu haben, mit jemandem darüber sprechen zu können.
> Zum einen können Gespräche über das Trauma dazu beitragen, dass betroffene Kinder Klarheit über die Ursachen des Ereignisses gewinnen. Dadurch lassen sich unrealistische Vorstellungen korrigieren und Schuldgefühle vermindern.
> Zum anderen können Gespräche über das Trauma für Kinder emotional entlastend sein.
> Indem wir das Geschehene behutsam ansprechen, signalisieren wir dem Kind, dass es darüber reden darf und dass wir in der Lage sind, davon zu

hören. Dadurch vermitteln wir ihm, dass wir das Erlebte und den Schmerz, den es dadurch erfahren hat, wahrnehmen und anerkennen.

Allerdings sollten wir Gespräche über das traumatische Ereignis nicht forcieren sondern vielmehr verlangsamend einwirken, wenn Kinder ausführlich oder immer wieder von dem Trauma erzählen. Hilfreich ist zudem, wenn wir dem Kind Sicherheit vermitteln, heikle Themen zulassen und uns eingestehen, nicht auf alles eine Antwort zu wissen. Wichtig ist außerdem, dass wir dem Kind gegenüber nur das ankündigen oder versprechen, was wir sicher einhalten können.

Das post-traumatische Spiel und seine Nutzung

Kinder drücken traumatische Erlebnisse **spontan auf kreative Weise** (vor allem durch Zeichnen und Malen) und **im Spiel** (z. B. mit Puppen, Bauklötzen oder Playmobilfiguren) aus. Dabei wiederholen sie mehrere Male das Erlebte; das erfolgt entweder symbolisch, d. h. indem sie das Ereignis versinnbildlicht darstellen, oder realitätsgetreu, also als Darstellung oder Wiedergabe dessen, was sie tatsächlich erlebt haben. Wie schon besprochen nennt man dieses Spiel „post-traumatisches Spiel", wenn es häufig oder zwanghaft wiederholt wird.[184]

So ein Spiel könnte das von Mike sein, dem fünfjährigen New Yorker Jungen, der am 11. September 2001 im Fernsehen den Anschlag auf das World Trade Center gesehen hatte. Danach nahm er seine Spielkiste und holte zwei Flugzeuge und ein paar Bauklötze heraus. Er baute Türme und ließ die Spielzeugflugzeuge wiederholt in diese hineinfliegen. Dabei machte er „Geräusche, mit denen er den Zusammenstoß, die Hilferufe und die Sirenen nachspielte".[185]

Im post-traumatischen Spiel lassen Kinder das Erlebte gleichsam wieder aufleben. Obwohl „sie sich der Bedeutung ihres Verhaltens nicht bewusst sind", werden sie offensichtlich „von den mit dem ursprünglichen traumatischen Erlebnis assoziierten Gefühlen dazu angetrieben", diese zu aktivieren bzw. auszudrücken.[186] Selbst wenn Kinder nicht – oder noch nicht – über das erlebte Trauma sprechen können, drücken sie es in ihrem Spiel aus und teilen sich uns dadurch mit.

Durch **das unbegleitete post-traumatische Spiel**, das ein Kind alleine und für sich spielt, scheint sich jedoch die Belastung des Kindes nur langsam – wenn überhaupt – zu verringern.[187] Oft bleibt dabei eine psychische Entladung überhaupt aus. In diesem Fall kann das post-traumatische Spiel auch eine **Verstärkung der traumaspezifischen Symptome** hervorrufen.

Das post-traumatische Spiel bzw. die Wiederholung des traumatischen Geschehens im Spiel unterscheidet sich wesentlich von der Bearbeitung einer traumatischen Erfahrung. Wenn Kinder für sich alleine spielen, dann versuchen sie zumeist die bedrohlichen Gefühle, die mit dem Trauma verbunden sind, zu vermeiden.[188] Unter einer **professionellen Begleitung** können sie diese jedoch allmählich bearbeiten und meistern.

Das post-traumatische Spiel kann also vor allem in einem therapeutischen Rahmen aufgegriffen und genützt werden, um das Kind bei seiner **Bewältigung des belastenden Erlebnisses** zu unterstützen.

Dabei sind jedoch einige **Grundsätze** zu berücksichtigen:[189]

- **Das Kind die Geschwindigkeit des Spiels bestimmen lassen**
  Das Kind sollte selbst das Tempo und die Dauer des Spiels bestimmen können. Unterbricht es z. B. das Spiel, dann können wir dies als Zeichen verstehen, dass es durch das Spiel zu sehr belastet und/oder überfordert ist.
  Kinder sollten auf keinen Fall dazu gedrängt werden, das Erlebte im Spiel auszudrücken. Der Impuls dazu kommt zur gegebenen Zeit von ihnen selbst. Keinesfalls sollten Kinder gezwungen werden, mehr zu tun, als ihnen möglich ist oder als sie bereit sind zu tun.

- **Erkennen des Unterschiedes zwischen Angst und positiver Erregung**
  Es ist wichtig, das Kind genau zu beobachten und bei ihm Empfindungen und Anzeichen von Angst und Schrecken von jenen einer freudigen, positiven Erregung zu unterscheiden.
  Zeigt ein Kind während des Spiels „länger als einen Moment" Angst und Schrecken, dann ist dies für die Bearbeitung des Traumas „nicht förderlich". Die meisten Kinder werden diese Situation vermeiden und das Spiel abbrechen oder z. B. den Raum verlassen. Zumeist ist dieses Vermeiden also ein Ausdruck dafür, dass das Kind „befürchtet, durch Angst und Schrecken überwältigt zu werden". Diese Befürchtung können wir z. B. in einem angstvollen Blick, in Weinen oder in körperlichem Erstarren erkennen.
  Eine „freudige Erregung zeigt an, dass es dem Kind gelungen ist, die mit dem ursprünglichen traumatischen Ereignis verbundenen Emotionen aufzulösen". Sie lässt sich beispielsweise daran erkennen, dass ein Kind gelöster oder aktiver wirkt, lächelt oder lacht oder etwa in seine Hände klatscht.
  Wenn ein Kind positiv erregt ist und dann z. B. das Spiel beendet oder den Raum verlässt, ist dies positiv zu bewerten. Dann steuert es nämlich die Situation und sein Verhalten selbst und ist nicht mehr so sehr seinen Emotionen ausgeliefert.

- **In kleinen Schritten vorgehen**
  Im Unterschied zum unbegleiteten post-traumatischen Spiel zeigen sich bei der Bearbeitung eines Traumas „allmählich kleine Reaktions- und Verhaltensveränderungen". So macht das Kind vielleicht eine spontane Bewegung, wirkt etwas lebendiger oder fröhlicher oder spricht angeregter als zuvor. Diese kleinen Veränderungen sind Anzeichen dafür, dass die Traumaverarbeitung im Gange ist.
  Erscheint uns ein Kind jedoch ängstlich, erschrocken oder erstarrt, dann weist das darauf hin, dass es durch das Spiel bzw. die Spielsituation zu sehr belastet ist. Dann sollten wir ihm Sicherheit vermitteln und es unterstützen, so dass die Angst wieder abklingen kann. Das kann z. B. dadurch

geschehen, indem wir das Kind fragen, was es denn gerade in seinem Körper spürt. Wir können dann weiter fragen, ob es denn zu dem Empfinden auch ein Bild bzw. eine Vorstellung hat.

- **„Geduldig sein"**
  Die Bearbeitung eines Traumas braucht Zeit und kann von uns nicht forciert werden. Jedes Kind hat sein Tempo, um das Erlebte zu verarbeiten.

„Wie Pippa wieder lachen lernte" – Geschichten als Unterstützung bei der Verarbeitung eines Traumas

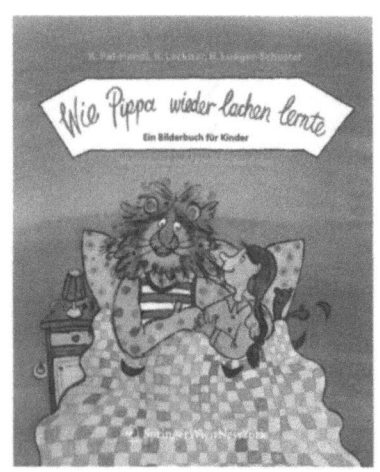

Geschichten und Märchen spielen im Leben von Kindern eine große Rolle. Sie veranschaulichen u. a. die Lösung und Bewältigung von Problemen. Zudem bieten sie Kindern eine Möglichkeit, sich mit dem/der Protagonisten/in zu **identifizieren** und sich so in der Geschichte wiederzufinden. Dadurch wird es ihnen möglich, Anteile in sich zu stärken bzw. zu integrieren und Lösungsansätze zu übernehmen.

Geschichten kommt speziell bei der **Bewältigung** eines traumatischen Erlebnisses eine große Bedeutung zu. So können wir selbst eine Geschichte kreieren, die auf das jeweilige Kind abgestimmt ist und in der das von ihm erlebte Trauma dargestellt wird.

Dabei erlebt und bewältigt ein/e Protagonist/in ein Erlebnis, das jenem gleicht, welches das betroffene Kind erfahren musste. Dieses kann sich dann selbst in der Geschichte wiederentdecken und dadurch in seiner Bewältigung eine Hilfestellung erfahren.

„**Wie Pippa wieder lachen lernte**" ist eine Geschichte, die Kindern dabei behilflich sein möchte, ein erlebtes Trauma zu bewältigen.
Pippa ist ein fröhliches Mädchen, das ein schlimmes Erlebnis erfahren hat.
Leo-Rix ist ihr imaginärer Freund und innerer Helfer. Durch ihn kann sich Pippa beschützt und bestärkt fühlen. Er unterstützt sie im Umgang mit ihren Gefühlen. So nimmt Leo-Rix Pippa so an, wie sie ist, und lässt ihre Gefühle – z. B. Ärger und Traurigkeit – einfach zu. Dadurch kann sich Pippa gehalten und sicher fühlen und sich wieder beruhigen.
Als Löwe symbolisiert Leo-Rix Stärke, Macht und Souveränität. Außerdem ist Leo-Rix witzig und hat stets einen guten Rat für Pippa parat. Damit hilft er ihr, ihre Hilflosigkeit zu überwinden und wieder ein Gefühl von Kontrolle zu bekommen. Durch **Onkel Arthur**, ein Nachbar Pippas, erfährt sie, dass sie mit ihrem Schmerz nicht alleine ist.

„Wie Pippa wieder lachen lernte" – Geschichten als Unterstützung

Das schlimme Ereignis, das Pippa erfahren hat, bleibt unbenannt. Dadurch wird es den kleinen Lesern/innen möglich, die Geschichte **mit ihrem eigenen Trauma** in Verbindung zu bringen und sich mit Pippa zu identifizieren. Eine große **Sprechblase** soll sie einladen, ihr Erlebnis zu zeichnen oder aufzuschreiben.

Dabei sowie beim Lesen und Anschauen des Bilderbuches sollte das Kind von einem Elternteil, einer anderen Bezugsperson oder von uns als Helfer/innen **begleitet** werden. Dies sollte mit genügend Zeit und Ruhe geschehen.

Wir können dem Kind die Geschichte vorlesen oder sie mit ihm gemeinsam lesen. Dabei sollte es den Kindern möglich sein, jederzeit **unterbrechen** oder abbrechen zu können. Zumeist ist das ein Hinweis darauf, dass das Kind durch die Geschichte zu sehr belastet ist bzw. sich durch sie zu sehr bedroht fühlt. Wichtig ist, dass wir die **Befindlichkeit** und Reaktionen des Kindes genau wahrnehmen. Wenn wir den Eindruck haben, das die Geschichte auf das Kind ängstigend wirkt und es erschrocken oder erstarrt erscheint, sollten wir eine Pause machen. Wir können dann z. B. die **Aufmerksamkeit** des Kindes auf etwas richten, das ihm bislang am besten an der Geschichte – oder an Pippa, Leo-Rix oder Onkel Arthur – gefallen hat. Dadurch kann es sich wieder beruhigen und sicher fühlen. Wir können das Kind aber auch fragen, was es denn gerade in seinem Körper spürt (z. B. ein Drücken im Bauch oder zitternde Beine). Vielleicht hat es dazu auch ein inneres Bild, das es beschreiben möchte.

Unabhängig davon sollten wir den Kindern die Möglichkeit bieten, jederzeit **Fragen** stellen zu können.

Außerdem können wir die Gestalt von Leo-Rix aufgreifen und das Kind fragen, ob es denn selbst auch so einen Freund und Begleiter hat oder gerne einen solchen hätte. Wir können es dann einladen, sich **ein Tier vorzustellen**, bei dem es sich beispielsweise stark und sicher fühlt.

Wenn das Kind mit der Zeit beim Lesen der Geschichte freudig erregt erscheint (z. B. gelöster oder lebendiger wirkt), dann ist dies ein Hinweis darauf, dass es ein Stück des Traumas **verarbeiten und lösen** konnte.

Weitere Erläuterungen sowie Informationen über die Bedeutung von Märchen finden Sie auch in „Wie Pippa wieder lachen lernte – Elternratgeber für traumatisierte Kinder" von Brigitte Lueger-Schuster und Katharina Pal-Handl (2004).

Ressourcen und ihre Bedeutung bei der Bewältigung eines traumatischen Erlebnisses

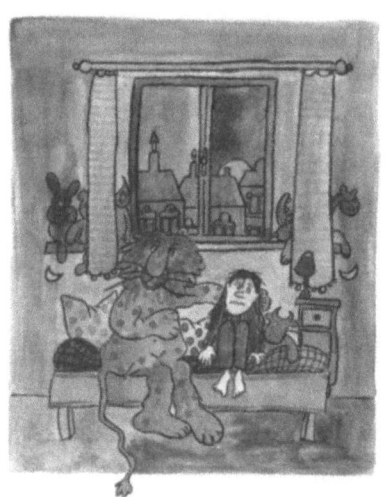

Ressourcen sind Quellen bzw. Möglichkeiten der **Unterstützung**. Mit ihrer Hilfe können wir auf unsere Gefühle und Befindlichkeit sowie auf unsere Gedanken Einfluss nehmen. Damit stärken sie uns u. a. in unserem Selbstwertgefühl und in unserer Lebensfreude.

Speziell nach einem traumatischen Erlebnis ermöglichen uns gerade Ressourcen, mit dem Erlebten und seinen Folgen besser umzugehen.

Eine Ressource ist jede „positive Erinnerung, jede Person, jeder Ort, jede Handlung und jede persönliche Fähigkeit", die auf uns beruhigend, ausgleichend oder stärkend wirkt;[190] kurzum Ressourcen sind alles das, **was uns gut tut**.

Wir alle verfügen über verschiedenste Ressourcen, auch wenn wir uns dessen nicht immer bewusst sind.

Grob können wir zwischen

- Ressourcen, die in uns selbst liegen, und
- Ressourcen, die wir in unserem Umfeld finden können, unterscheiden.

Ressourcen, die in uns selbst liegen

Zu den möglichen Ressourcen, die in uns selbst liegen können, zählen u. a.

- **Eigenschaften** wie Mut, Ausdauer, Flexibilität oder Humor,
- **Fähigkeiten und Begabungen** wie Kreativität, Phantasie, Sportlichkeit oder Musikalität,
- **Überzeugungen**: Glaube und Spiritualität, Lebenseinstellungen, Glaubenssätze und Weltbilder,
- **Vorstellungen**, z. B. die eines inneren Helfers (siehe weiter unten),

- **Gedanken**, u. a. Affirmationen oder Gebete (siehe weiter unten),
- **positive Erinnerungen**, etwa an eine schöne Begegnung, an ein tolles Urlaubserlebnis oder an einen schulischen Erfolg.

Auch **unser Körper** bzw. Teile unseres Körpers können für uns eine wertvolle Ressource sein.[191]

Wenn wir unsere Aufmerksamkeit auf jene Körperstellen richten, die mit **angenehmen Empfindungen** verbunden sind – z. B. auf unseren Bauch, der sich wohlig warm anfühlt, oder auf unseren Rücken, den wir stark und fest empfinden –, dann können wir z. B. ruhiger und gelassener werden und uns stärker oder sicherer fühlen.

So kann unser Körper eine wichtige Ressource sein, die uns jederzeit zur Verfügung steht. Indem wir wiederholt bewusst wahrnehmen, wo wir in unserem Körper angenehme Empfindungen spüren, verstärkt sich unsere Körperwahrnehmung. Damit wird unser Körper mehr und mehr zu einer Quelle der Beruhigung und Stärkung.

Ressourcen, die wir in unserem Umfeld finden können

Zu den Ressourcen, die wir bzw. Kinder in ihrem Umfeld finden können, zählen z. B.

- **Menschen**, die ihnen lieb sind bzw. mit denen sie sich verbunden fühlen: vor allem Eltern und Großeltern, Geschwister und der/die beste Freund/in,
- **Haustiere**,
- **Lieblingsdinge** wie z. B. ein Lieblingsstofftier oder eine Puppe,
- **Gemeinschaften** und Gruppen wie die Pfadfinder oder ein Fußballverein,
- die **Natur** bzw. Plätze in der Natur, die ein Kind besonders gerne hat: beispielsweise einen Lieblingsbusch oder ein Baumhaus,
- **Berührungen**, die einem Kind wohl tun wie Umarmungen oder Kuscheln,
- **Bewegung** und **Tätigkeiten**, die ihm Spaß machen wie etwa Judo, Tanzen, Trommeln, Malen, Singen oder Kochen,
- spirituelle bzw. religiöse **Rituale**, Zeremonien und Feste, die einem Kind Halt und Zuversicht schenken,
- **Gerüche und Geräusche**, die einem Kind angenehm sind: beispielsweise der Duft von Blumen, von frischem Gras oder Vanillepudding oder das Rauschen des Meeres,
- **Musik**, die ihm gut tut,
- **Märchen und Geschichten**, die auf ein Kind positiv wirken,

- **Veranstaltungen**, die ihm Freude bereiten wie z. B. ein Fußballmatch, Film- oder Theateraufführungen oder ein Feuerwehrfest,
- **pflanzliche Heilmittel** und **ätherische Öle**.

Der zwölfjährige Philipp hat einen „Beruhigungsbusch". Dieser Strauch befindet sich im Garten seiner Oma. Philipp sucht ihn immer dann auf, wenn er traurig, einsam, verzweifelt oder wütend ist. Dann setzt er sich unter seinen „Beruhigungsbusch". Nach einer Weile kommt er zur Ruhe und tankt auf, so dass es ihm wieder besser geht.

Stärkung von Ressourcen bei Kindern

Als Helfer/innen haben wir verschiedene Möglichkeiten, Kindern nach einem Trauma dabei behilflich zu sein, ihre Ressourcen zu nutzen, bestehende zu stärken und neue zu entdecken.

Je nach unserem beruflichem Rahmen bzw. unseren Möglichkeiten können wir ein Kind dazu anregen, sich auf die **Suche nach** seinen **Ressourcen** zu begeben. Dies kann z. B. durch eine **Zeichnung** zum Thema „Was mich stärkt", „Was mich beruhigt", „Was mir gut tut" etc. erfolgen; oder in der Beschäftigung mit **Lieblingstieren** sowie mit **Lieblingsfiguren** aus Märchen, Geschichten oder Filmen.

Wir können ein traumatisiertes Kind auch danach fragen, was ihm denn **früher** – vor dem schlimmen Erlebnis – **geholfen** oder gut getan hat, wenn es ihm nicht gut ging; wenn es etwa traurig war oder sich allein gefühlt hat. Vielleicht hat es Musik gehört, gezeichnet, ist mit dem Rad gefahren oder hat mit seinem Hund gespielt. Dann können wir das Kind anregen, diese Ressource wieder aufzugreifen und verstärkt auszuüben.

Aber auch die Anregung, **neue Ressourcen** zu erkunden und auszuprobieren, kann sehr wertvoll sein. Dadurch erweitern sich die Möglichkeiten des Kindes, auf sein Befinden Einfluss zu nehmen und sich selbst etwas Gutes zu tun. Dabei können wir dem Kind auch einen Vorschlag machen, etwa eine bestimmte Aktivität (z. B. Judo) zu testen. Wie bei einem Experiment könnte es dann eine Zeit lang beobachten, ob diese hilfreich ist oder aber wenig unterstützend wirkt. Dergleichen Vorschläge sollten wir stets als Einladung sehen und es dem Kind frei lassen, sie anzunehmen und aufzugreifen.

Wir können Kinder – oder auch ihre Eltern und Bezugspersonen – auch dazu animieren, in ihrem Alltag ganz bewusst **verstärkt** ihre Ressourcen **einzubinden**. So etwa, indem sie regelmäßig ihren Lieblingsplatz aufsuchen, ihre Lieblingstätigkeit ausführen oder Kontakt zu ihrem „inneren Helfer" aufnehmen (z. B. einem Schutzengel oder einem inneren Freund wie Leo-Rix aus „Wie Pippa wieder lachen lernte").

In einer Schulklasse oder Kindergruppe lässt sich das Thema „Ressourcen" **ganz allgemein** aufgreifen. Dies kann beispielsweise in Form eines Aufsatzes, einer Collage oder einer Zeichnung („Was mich stärkt", „Was mir Mut macht" etc.) erfolgen.

Ressourcen, die bei der Verarbeitung eines Traumas eine besondere Rolle spielen

Im Folgenden wollen wir auf ein paar Ressourcen näher eingehen, die bei der Verarbeitung und Bewältigung eines traumatischen Erlebnisses besonders hilfreich sein können.

Imaginationen – Vorstellungen und innere Bilder

Die Bedeutung unserer **Vorstellungskraft** ist seit langem bekannt. So arbeiten beispielsweise seit jeher traditionelle Heiler/innen verschiedenster Erdteile mit der Kraft der Imagination. Auch in der Psychotherapie, und ganz speziell in der Traumatherapie, kommt inneren Bildern eine große Bedeutung zu.
Die Wirkung der Imagination ist mittlerweile wissenschaftlich untersucht. Sie zeigt sich z. B. im Rahmen von Untersuchungen, bei denen Placebos zum Einsatz kommen.[192]
So wissen wir heute, dass wir mit unserer Vorstellung über unser Nervensystem einen direkten Einfluss auf unser **körperliches Befinden** haben. Denken wir z. B. an eine bestimmte Situation, die uns ängstigt, dann reagiert unser Körper mit entsprechenden Reaktionen wie starkem Herzklopfen, raschem Atem oder Zittern. Genauso kann etwa die bloße Vorstellung, dass wir an einem Marathon teilnehmen, unsere Muskelspannung und unseren Blutdruck erhöhen.[193] Das innere Bild einer für uns angenehmen Situation – beispielsweise die Erinnerung an einen schönen Ort – kann hingegen zu positiven körperlichen Reaktionen wie einer ruhigen, gleichmäßigen Atmung führen.
Imaginationen wirken aber nicht nur auf unseren Körper, sondern vor allem auch auf unsere **psychische Befindlichkeit**. So können wir mit ihrer Hilfe unangenehme Gefühle wie Angst oder Nervosität mindern und positive Gefühle wie z. B. Zuversicht, innere Ruhe und Gelassenheit verstärken.
Die Bedeutung von Imaginationen zeigt sich sehr eindrucksvoll bei Spitzensportlern/innen. Diese setzen ihre Vorstellungskraft bewusst ein, um sich auf ihre Herausforderungen vorzubereiten und einzustellen.

Nach einem traumatischen Erlebnis, bei dem wir das Gefühl von Hilflosigkeit und Kontrollverlust erlebt haben und das in uns Ängste und wiederkehrende

Erinnerungen zurücklässt, können wir speziell mit der Hilfe von Imaginationen u. a. wieder ein **Gefühl der Kontrolle** und Sicherheit gewinnen.

Kindern, die zumeist eine sehr lebhafte **Phantasie** haben, fällt es in der Regel sehr leicht, sich etwas auszumalen. Sie verwenden zudem intuitiv ihre **natürliche Gabe** der Vorstellungskraft, um mit schwierigen, belastenden Situationen – eben auch traumatischen Ereignissen – zurechtzukommen. Dabei malen sie sich beispielsweise einen schönen Ort, ein Paradies oder eine andere, bessere Zeit aus, in der sie leben. Oft versetzen sie sich auch in ihr Lieblingsmärchen, ihre Lieblingsgeschichte oder -fernsehserie und stellen sich vor, einer bzw. eine der Helden/innen zu sein. Damit schaffen sie nicht nur eine innerliche Distanz zu dem Erlebnis. Sie stellen dadurch auch einen Ausgleich oder einen Gegenpol zu ihm und seinen Folgen her.

Diese natürliche Fähigkeit zur Vorstellung lässt sich in Form von gezielten **Imaginationen** und Vorstellungsübungen nutzen, um Kinder bei der Bewältigung eines traumatischen Ereignisses zu unterstützen.
Die folgenden Vorstellungsbilder können besonders hilfreich sein, damit sich traumatisierte Kinder sicher, beschützt und stark fühlen und wieder ein Gefühl von Kontrolle erleben:

- Wir können ein Kind z. B. einladen, sich einen **inneren Helfer** bzw. eine innere Helferin vorzustellen; also jemanden, der ihm zur Seite steht, es beschütz, unterstützt, ihm einen Rat gibt etc.:[194] Für viele Kinder ist dies z. B. eine Fee, ein Zauberer, ein Engel oder ein bestimmtes Tier:

Die neunjährige Sandra hatte einen ganz speziellen inneren Helfer, nämlich einen blauen Tiger. Diesen stellte sie sich immer dann vor, wenn sie sich fürchtete; dann spürte sie, dass er bei ihr war und ihr nichts geschehen konnte. Da ihr blauer Tiger sehr lustig aussah, musste sie auch immer recht lachen, wenn sie an ihn dachte.

Ein innerer Helfer ist auch Leo-Rix, der Löwe aus „Wie Pippa wieder lachen lernte".

- Wir können Kindern auch vorschlagen, sich ihr **Lieblingstier** ganz genau auszumalen; „Stell Dir Dein Lieblingstier vor; wie sieht es aus? ... wie fühlt es sich an?" Kinder haben z. B. oft einen Löwen, einen Bären, einen Tiger oder einen Delphin als Lieblingstier:

Auf die Frage nach seinem Lieblingstier nannte der achtjährige Kevin einen großen, silbrigen Delphin. Er stellte sich vor, wie er mit ihm durch die Meere zog, von ihm getragen wurde und sich auf seinem Rücken sicher und beschützt fühlte.

- Auch die Vorstellung eines **Schutzschildes** oder Schutzmantels kann sehr hilfreich sein: Manche Kinder malen sich ein Schutzschild, einen Schutzmantel oder eine Schutzschicht aus Panzerglas aus, andere beispielsweise aus einer gallertigen Masse:

So stellte sich z. B. die neunjährige Lisa eine Schutzschicht in Form eines rosa Barbapapas vor. Diese Schicht umgab ihren ganzen Körper. Sie war beweglich und Lisa konnte sie in ihrer Vorstellung jederzeit dicker oder dünner werden lassen. Mit ihrer rosa Barbapapa-Schutzhülle fühlte sich Lisa sicher und mutig.

- Wir können ein Kind auch einladen, sich einen Ort vorzustellen, an dem es sich **absolut sicher** fühlt; diesen Ort kann es tatsächlich irgendwo geben, er kann aber auch nur in der Phantasie bestehen. „Wie sieht dieser Ort aus?... Vielleicht gibt es etwas zu hören oder einen angenehmen Duft.... Mal Dir diesen Ort ganz genau aus; so, dass Du Dich völlig sicher fühlst." Bei der Vorstellung eines **inneren sicheren Ortes**[195] imaginieren einige Kinder z. B. eine Insel oder ein Raumschiff:

Der zehnjährige Jan hatte ein tolles, absolut sicheres Raumschiff. An Bord war alles vorhanden, was Jan brauchte. Von außen war das Raumschiff total gut beschützt. Jan war der Kapitän und steuerte das Schiff. Von der Brücke aus konnte er ganz genau beobachten, was ringsum geschah.

Die Wirkung von Imaginationen lässt sich u. a. durch das Einbeziehen von Körperempfindungen verstärken. So können wir die Kinder z. B. dazu anregen, wahrzunehmen, wo in ihrem Körper sie denn das Gefühl von Sicherheit, Stärke oder Mut etc. spüren.

Rituale

Rituale sind seit jeher ein wichtiger Bestandteil unseres Lebens. Auch wenn in der westlichen Welt das Wissen um sie und ihre Bedeutung vielfach verloren gegangen zu sein scheint, erkennen wir doch allmählich wieder verstärkt ihre Bedeutsamkeit und Sinnhaftigkeit.

Rituale haben einen bestimmten vorgegebenen Ablauf mit einem klaren Beginn und einem klaren Abschluss und mit genügend Raum für ein „spontanes, spielerisches Ausgestalten".[196]
Sie unterscheiden sich von Gewohnheiten und Routinehandlungen dadurch, dass sie einerseits **Symbole** – symbolische Handlungen (z. B. das Entzünden einer Kerze) oder Gegenstände (wie das Photo eines lieben Menschen, einen Stein oder das Bild einer religiösen Figur) – einschließen. Andererseits liegt Ritualen eine klare **Absicht** zugrunde. Daher werden sie auch von bestimmten Gedanken oder etwa einem Gebet begleitet.
Manche Rituale werden von einer Generation auf die nächste weitergegeben. Andere sind ganz persönliche Rituale, die Kinder selbst entwickeln und für sich gestalten.

Alltagsrituale
Alltagsrituale gleichen zwar oft Gewohnheiten; sie haben aber in der Regel eine tiefere Bedeutung und Absicht. Zumeist dienen sie dem Erleben von **Gemein-**

samkeit (z. B. durch das gemeinsame Abendessen) oder der Erleichterung des **Übergangs** von einer Situation in eine andere (z. B. beim abendlichen Zu-Bett-Gehen).
Alltagsrituale geben Kindern eine **Orientierung** und vermitteln ihnen Kontinuität und **Geborgenheit**. Außerdem lernen Kinder durch sie auch Regeln und Grenzen kennen.

Nach einem traumatischen Ereignis können Kinder durch alltägliche Rituale die Erfahrung machen, dass das Leben trotz eines Verlustes und einiger – bzw. vieler – Veränderungen dennoch weitergeht. Dabei ist es hilfreich, wenn der übliche **Alltagsrhythmus** – z. B. das abendliche Zu-Bett-Bringen und anschließende Erzählen einer Geschichte, Zudecken und Küssen – weitgehend beibehalten werden kann.

Rituale des Überganges

Rituale des Überganges von einer in eine andere Lebensphase haben bei Verlusten und **Abschieden** (etwa beim Abschluss der Volks- bzw. Grundschule), bei einem **Neubeginn** (bei einer Geburt oder beim Schuleintritt) oder beim **Übertritt** von einem Entwicklungsabschnitt in den nächsten (z. B. von der Kindheit ins Jugendalter) eine wichtige Bedeutung.
Aber auch bei der Bewältigung von traumatischen Ereignissen können Rituale sehr hilfreich sein. Oft wählen Kinder ganz intuitiv rituelle Handlungen, um sich etwa von einem/einer Verstorbenen zu verabschieden.
Die Teilnahme an einem Begräbnis, das Entzünden einer Kerze für einen Verstorbenen, das gemeinsame Gebet oder liebevolle Denken an einen Menschen, der schwer verletzt oder krank ist, sind Rituale, die Kindern – ebenso wie uns Erwachsenen – helfen, mit dem Ereignis umgehen und es verarbeiten zu können. Durch eine rituelle Handlung können wir ja nicht nur unsere Gefühle – Trauer, Verzweiflung, Schmerz etc. – ausdrücken. Ein Ritual ist vielmehr eine **aktive Handlung**, durch die wir etwas – ein Gefühl, einen Gedanken, ein Erleben – nach außen bringen, sichtbar und damit manifest machen. Dadurch wird es für uns greifbarer. Zudem setzen wir gleichsam einen Punkt, von dem aus ein **Neubeginn** möglich ist. So unterstützen uns Rituale dabei, uns mit einer Veränderung vertraut zu machen, das Geschehene anzunehmen und uns auf die Zukunft auszurichten.
Rituale können auch ein Ausdruck von **Dankbarkeit** sein, wenn wir z. B. ein traumatisches Ereignis überlebt haben oder nach einer schweren Erkrankung wieder gesund geworden sind. Wenn wir mit einem Kind sein Überleben oder seine Genesung beispielsweise in Form eines „zweiten Geburtstags" feiern, dann können wir ihm damit u. a. auch helfen, wieder zurück ins Leben zu finden.
Durch Rituale können sich traumatisierte Kinder außerdem **in einem größeren Zusammenhang** eingebettet und getragen fühlen; in eine Gemeinschaft mit anderen Menschen oder in einem übergeordneten spirituellen Sinne. Das hilft ihnen bei der Linderung oder Überwindung von Gefühlen des Andersseins oder der Einsamkeit.

Hilfreiche Gedanken

Wie Rituale spielen auch hilfreiche Gedanken seit jeher in vielen Kulturen eine wichtige Rolle. Auch sie können für uns wertvoll sein, um mit belastenden Erfahrungen und Lebensphasen besser zurechtzukommen. Durch hilfreiche Gedanken können wir z. B. Kraft schöpfen, Zuversicht gewinnen oder uns Mut machen.

Affirmationen

Affirmationen stellen eine Form von hilfreichen Gedanken dar. Sie sind positiv formulierte Sätze, die wir innerlich zu uns selbst sagen und die auf uns beruhigend, stärkend oder motivierend wirken können. Ihre Wirkung lässt sich durch die Verbindung mit inneren Bildern und/oder angenehmen Körperempfindungen verstärken. Dies ist zudem auch durch die Kombination mit der Aktivierung bestimmter Akupunkturpunkte möglich.[197]

Beispielsweise könnte ein Kind seine Angst mit einem Satz (z. B. „Ich bin sicher") kombiniert mit einem inneren Bild (z. B. dem inneren sicheren Ort) oder einem angenehmen Körperempfinden besänftigen.

Es geht dabei nicht um eine Verzerrung der Realität, sondern vielmehr um die Nützung der Kraft der Gedanken. Mit deren Hilfe können wir ja auf unsere Befindlichkeit Einfluss nehmen und damit unser Gefühl von Kontrolle wieder verstärken.

Gebete

Manche Kinder haben zum Beten einen Zugang und sprechen z. B. vor dem Einschlafen ein Gebet, dass sie zu Hause oder in der Schule gelernt haben und das ihnen Halt und Geborgenheit schenkt.

Wenn es für uns passend ist und wir den Eindruck haben, dass ein Kind diesbezüglich offen und zugänglich ist, dann können wir ihm etwa vorschlagen, seinen Schutzengel um Hilfe und Schutz zu bitten. In Situationen, in denen sich ein Kind etwa fürchtet – z. B. nachts in seinem Bett oder in der Dunkelheit –, kann es sich vielleicht mit einem Gebet oder einer Bitte beruhigen.

Die Bedeutung der Gemeinschaft

Die Gemeinschaft spielt bei der Bewältigung eines Traumas eine bedeutende Rolle.

In vielen indigenen Kulturen ist dies seit jeher bekannt. Leidet ein Mensch an einer Krankheit oder an den Auswirkungen eines traumatischen Ereignisses, dann wird dies als Problem der gesamten Gemeinschaft angesehen; **Verbundenheit, Unterstützung** und ein „**intaktes soziales Umfeld**" werden dabei als wesentliche Aspekte der Heilung erkannt.[198]

Die Bedeutung der Gemeinschaft bei der Bewältigung eines traumatischen Geschehens spiegelt sich z. B. in den Beobachtungen nach einem Erdbeben in Los Angeles wider. Die Familien, die gemeinsam in einem Zeltlager untergebracht waren, miteinander aßen, spielten und die Zeit verbrachten, konnten wesentlich besser mit diesem Erlebnis zurechtkommen als jene, die getrennt von den anderen für sich alleine lebten.[199]

Ist ein Kind nach einer traumatischen Erfahrung in einer Gemeinschaft – z. B. in der Schule, in einem Sportverein oder im familiären Kreis – integriert und erfährt es **Mitgefühl und Solidarität**, dann kann es sich durch diesen Rückhalt getragen und aufgehoben und dementsprechend geborgen fühlen. Aus diesem Grunde ist es u. a. wichtig darauf zu achten, dass ein traumatisiertes Kind gut in die Klassengemeinschaft eingebunden ist.

Das Gemeinschaftsgefühl spielt vor allem dann eine besonders große Rolle, wenn eine ganze **Gruppe** – z. B. eine Klasse oder ein Dorf – von einer Katastrophe betroffen ist. Dann wird das gemeinsam Erlebte zu etwas Verbindendem, aus dem gegenseitige Solidarität und Unterstützung entstehen und Gefühle des Alleinseins oder Andersseins überbrückt werden können. Bei der Bewältigung eines solchen Ereignisses ist jedoch in der Regel eine spezielle professionelle Begleitung und Unterstützung notwendig.

Die Bedeutung von Bewegung

Bewegung – in welcher Form auch immer – kann für traumatisierte Kinder eine sehr hilfreiche Ressource darstellen. Sie ermöglicht einerseits den Abbau von angestauter Energie und damit auch von Aggression und Angst. Andererseits stärkt sie ein positives Körpergefühl und dadurch Selbstvertrauen und Lebensfreude.

Humor

Es mag im ersten Moment vielleicht verwunderlich sein, im Zusammenhang mit Traumen auch über Humor zu sprechen; aber gerade Humor und Lachen sollten in der Zeit nach einem traumatischen Erlebnis **möglich und erlaubt** sein.

Sie können nicht nur eine emotionale **Entlastung und Entspannung** hervorrufen; Humor und Lachen können ein traumatisiertes Kind wieder zurück ins Leben führen, ihm seine Lebendigkeit spüren lassen und dadurch eine Ressource – ganz im Sinne des innerlichen Auftankens – sein. Schlussendlich können sie auch dazu beitragen, dass das Kind sich und das Leben wieder als „normal" erleben kann.

Ressourcen und ihre Bedeutung

> **Zusammenfassend:**
> Ressourcen sind Quellen bzw. Möglichkeiten der Unterstützung.
> Jede Fähigkeit, jeder Mensch, jeder Ort und jede Aktivität, die auf uns beruhigend, ausgleichend oder stärkend wirkt, ist eine Ressource.
> Grob können wir zwischen Ressourcen unterscheiden, die in uns selbst liegen und solchen, die wir in unserem Umfeld finden.
> So sind z. B. Eigenschaften wie Mut und Flexibilität, Fähigkeiten wie Kreativität und Sportlichkeit sowie stärkende Glaubenssätze und Vorstellungen Ressourcen, die wir in uns selbst entdecken können. Ressourcen, die in unserem Umfeld liegen, sind beispielsweise Freundschaften, Aktivitäten oder Musik und Lieblingsplätze.
> Bei der Verarbeitung einer traumatischen Erfahrung können für Kinder vor allem Imaginationen (z. B. die Vorstellung eines inneren sicheren Ortes) und Rituale sehr hilfreich sein. Aber auch der Gemeinschaft kommt eine bedeutende Rolle zu. So ist es wichtig, dass ein traumatisiertes Kind beispielsweise gut in seine Klasse eingebunden ist.

Professionelle Unterstützung nach einem Trauma

Woran erkenne ich, ob ein betroffenes Kind eine professionelle Unterstützung benötigt?

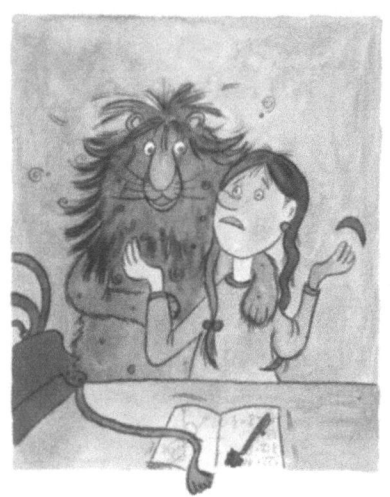

Grundsätzlich können wir davon ausgehen, dass ein Kind dann eine professionelle Unterstützung benötigt, wenn es nach einem traumatischen Erlebnis

- merklich **verändert** ist.
  So beispielsweise, wenn es oft wütend ist, sich zurückzieht oder weniger Freude an Aktivitäten hat, die ihm früher Spaß gemacht haben. Oder wenn ein Kind sich beispielsweise nicht so gut wie früher konzentrieren kann, schlechtere Schulleistungen erbringt und schwer ein- oder nicht mehr durchschläft (siehe weiter oben).

- offensichtlich **belastet** ist und **leidet**.
  Das kann sich z. B. darin ausdrücken, dass ein Kind häufig Alpträume oder Angstzustände hat, oft bedrückt und traurig wirkt, oder in ein früheres Verhalten zurückfällt (siehe auch weiter oben).

- Aber auch wiederholt auftretende **nicht erklärbare körperliche Beschwerden** wie z. B. Kopfschmerzen, Übelkeit oder Magenbeschwerden können Folge eines nicht gelösten Traumas sein und eine professionelle Begleitung notwendig machen.

Generell lässt sich sagen: Je früher ein traumatisiertes Kind professionelle Unterstützung erhält, umso rascher wird es sich wieder erholen und umso geringer ist die Wahrscheinlichkeit der Entwicklung von langfristigen Folgen.

Methoden der Kindertherapie

Die Therapie mit Kindern umfasst eine Reihe unterschiedlicher Ansätze und Methoden. In den letzten Jahren kommt es dabei zunehmend zu einer Integration bzw. Kombination verschiedener Ansätze. Neben der Mal-, Kunst- und Musiktherapie gibt es u. a. tiefenpsychologisch orientierte Verfahren (z. B. Katathymimaginative Psychotherapie, Kinderpsychoanalyse, Sandspieltherapie), humanistische Methoden (etwa Gesprächs- oder Gestalttherapie) und kognitiv-behaviorale Ansätze (Verhaltenstherapie). Eine gängige Methode der Kindertherapie ist die Spieltherapie, wobei es von dieser verschiedene Ansätze gibt, beispielsweise die nicht-direktive Spieltherapie nach Virginia Axline.[200]

In der **Spieltherapie** kann ein traumatisiertes Kind das Trauma mittels des von einem/einer Psychotherapeuten/in begleiteten Spiels ausdrücken, sich schrittweise – seinem eigenen Tempo folgend – mit dem Erlebten befassen und es so allmählich verarbeiten und bewältigen. Dabei greift der/die Therapeut/in etwa in das Spiel ein, um das Kind anzuregen, einen anderen Ausgang oder eine andere Lösung für eine Situation zu finden bzw. sich auszudenken. Das findet vor allem dann statt, wenn das Kind die traumatische Szene mehrmals wiederholt oder an dieser gleichsam hängen bleibt.

Die Behandlung der Folgen eines traumatischen Erlebnisses

Bei der traumaspezifischen Behandlung spielen drei Faktoren eine wichtige Rolle:[201, 202]

- die Herstellung einer sicheren therapeutischen Beziehung,
- die Aktivierung der Selbstheilungskräfte sowie
- ein Therapieverlauf mit drei aufeinander aufbauenden Phasen.

Herstellung einer sicheren therapeutischen Beziehung

Die Herstellung einer sicheren Beziehung zwischen der/dem kleinen Klientin/en und der/dem Psychotherapeutin/en bildet die Grundlage jeder Psychotherapie und ganz speziell jeder Traumatherapie. Durch eine sichere therapeutische Beziehung können gerade traumatisierte Kinder wieder Gefühle von Sicherheit, Halt und Kontrolle erfahren.

Aktivierung der Selbstheilungskräfte

Die Aktivierung der Selbstheilungskräfte ist ein weiterer grundlegender Bestandteil der Traumatherapie mit Kindern. Mit Hilfe von verschiedensten Techniken wie z. B. Imaginationen, dem Erzählen von Märchen, Körperübungen oder Zeichnungen können die Selbstheilungskräfte und unversehrten Anteile eines Kindes aktiviert und verstärkt werden.

Therapieverlauf

Eine Traumatherapie erfolgt in der Regel in drei aufeinanderfolgenden Phasen, wobei diese unterschiedlich lange dauern und sich auch mehrmals wiederholen können:

- Stabilisierung
- Traumaexposition
- Integration

Stabilisierungsphase

In der Stabilisierungsphase geht es neben der Bildung einer Vertrauensbasis zwischen der/dem kleinen Klientin/en und der/dem Therapeutin/en um die Wiedererlangung bzw. Stärkung ihrer/seiner psychischen, aber auch sozialen und körperlichen Stabilität.[203] Dabei kommt den bereits erwähnten **Selbstheilungskräften** und im Besonderen den Ressourcen des Kindes eine zentrale Bedeutung zu. So geht es also auch um das Erkunden bestehender und die Bildung neuer Ressourcen. In die Stabilisierungsphase können verschiedenste Ansätze einfließen; so u. a. Imaginationen (z. B. die Vorstellung eines Hilfsmittels), Übungen zur Körperwahrnehmung (das bewusste Lenken der Aufmerksamkeit auf angenehme Empfindungen im Körper) oder Körperübungen (etwa aus dem QiGong).

Traumaexposition

Nach einer ausreichenden Stabilisierungsphase erfolgt die **Konfrontation mit dem Trauma**. Dabei können verschiedene Techniken Verwendung finden (siehe weiter unten).

Integrationsphase

Auf die Bearbeitung des Traumas, die immer wieder auch mit Stabilisierung verbunden ist, folgt die Integrationsphase. Diese widmet sich zum einen der **Trauer** um das Geschehene und zum anderen der **Neuorientierung**, also der Ausrichtung auf die Zukunft.

Diese drei typischen Phasen der **Traumatherapie** gelten an und für sich auch für die Therapie mit traumatisierten **Kindern**. Allerdings ist hier der Ablauf oftmals auch ein anderer. So bringen Kinder oft bereits in den ersten Therapiestunden das Erlebte im Spiel oder auch in Zeichnungen zum Ausdruck. Manchmal sprechen Kinder auch von sich aus über das Trauma.
Im spontanen Ausdruck des Kindes zeigen sich ja jene Teile des traumatischen Geschehens, die noch unvollständig sind und einer Lösung bedürfen.[204]
In der Traumatherapie mit Kindern geht es generell nicht so sehr darum, dass der/die kleine Klient/in ausführlich über das Trauma spricht. Vielmehr kann auf einer symbolischen Ebene (etwa im Spiel) oder durch Verwendung einer der traumaspezifischen Methoden bzw. Techniken (siehe weiter unten) an den

Teilen des traumatischen Erlebnisses gearbeitet werden, die das Kind jeweils in die Therapie einbringt.

Bei der Traumatherapie mit Kindern ist die **Einbindung ihrer Eltern** bzw. Bezugspersonen unerlässlich. Dabei geht es vor allem darum, diese über die Bedeutung, Dynamik und Folgen einer Traumatisierung aufzuklären und ihnen Anregungen für die Unterstützung und den Umgang mit ihrem Kind zu vermitteln.

Traumaspezifische Techniken und Methoden

EMDR – Eye Movement Desensitization and Reprocessing

Eine spezielle, inzwischen umfangreich erforschte traumaspezifische Technik ist das sog. EMDR – Eye Movement Desensitization and Reprocessing nach Francine Shapiro.[205]
EMDR ist keine eigene psychotherapeutische Methode, sondern eine **spezielle Technik**, die im Rahmen einer Psychotherapie gezielt zur Behandlung traumatischer Erlebnisse eingesetzt wird. Die Arbeit mit EMDR ist nur für Psychologen/innen, Ärzte/innen und Psychotherapeuten/innen zugelassen und erfordert eine entsprechende Ausbildung.

Bei EMDR wird während der Erinnerung an das Trauma abwechselnd **beidseitig (bilateral) stimuliert**. Dies erfolgt entweder mittels Augenbewegungen (von rechts nach links usw.), durch sog. tabs, d. h. leichtes abwechselndes Tippen auf die rechte und die linke Körperhälfte (zumeist auf die Handrücken oder Knie), oder durch abwechselnd rechts und links erfolgende akustische Reize (mittels Schnipsen der Finger oder durch einen Ton).
Man geht davon aus, dass dadurch das Erlebte besser verarbeitet wird; die traumatischen Inhalte dürften vom Kurz- ins Langzeitgedächtnis transferiert werden und dadurch weniger belastend wirken.
Zur Illustration sei hier kurz der Ablauf skizziert:
- Vorerst imaginiert der/die Klient/in einen inneren **sicheren Ort**, der durch bilaterale Stimulierung (z. B. Augenbewegungen) gefestigt wird.
- Danach wird der/die Klient/in aufgefordert, sich an die schlimmste Szene des Traumas zu erinnern und seine/ihre subjektive **Belastung** einstufen.
- Dann wird nach der **negativen Kognition** gefragt, d. h. danach, was der/die Klient/in über sich selbst denkt oder von sich glaubt, wenn er/sie sich die Situation vorstellt.

- Diesem Schritt folgt die Frage, was er/sie denn **gerne über sich selbst denken**, glauben oder sagen würde.
- Im Folgenden wird **überprüft**, wie sehr der/die Klient/in von dieser **positiven Kognition** überzeugt ist.
- Und schließlich geht sie/er den **Gefühlen und Körperempfindungen** nach, die mit der Erinnerung verbunden sind.
- Erst jetzt erfolgt die eigentliche **Arbeit mit EMDR**. Diese erfolgt solange, bis eine deutliche Besserung der Belastung eintritt; diese lässt sich an den Reaktionen der/des Klientin/en erkennen, wird aber auch von dieser/diesem selbst überprüft, indem sie/er nochmals nachspürt, wie sehr sie/ihn die Ausgangserinnerung noch belastet.

EMDR in der Traumatherapie mit Kindern

Bei der Verwendung von EMDR in der Kindertherapie kann dieses Protokoll **in spielerischer Form** angewendet werden. So erfolgt z. B. die Überprüfung der Belastung durch die Erinnerung, indem die Kinder mit ihrer Hand zeigen, wie groß oder hoch diese denn ist, wenn die Belastung ganz unten am Boden gleich 0 und etwa in der Höhe ihres Kopfes ganz, ganz groß ist. Bei der Frage nach den Gefühlen kann beispielsweise ein Blatt behilflich sein, auf dem ein paar Gesichter mit unterschiedlichem Gesichtsausdruck (von ganz fröhlich bis ganz traurig) aufgemalt sind.

Bei kleinen Klienten/innen lässt sich auch bloß die **bilaterale (Rechts-links-) Stimulierung** verwenden; zumeist in Form von „tabs" (etwa abwechselndes Tippen auf den rechten und linken Handrücken) oder mittels akustischer Reize. Die Rechts-links-Stimulierung kann z. B. mit dem Erzählen einer Geschichte oder eines **Märchens**, das von einem Kind handelt, das ein ähnliches Erlebnis erfahren hat, verbunden werden.[206] Besonders hilfreich ist EMDR dann, wenn ein Kind im **Spiel** das Trauma wiedergibt; vor allem dann, wenn sich das Spiel unverändert wiederholt. Dabei kann das Kind in seinem Prozess unterstützt werden, indem der/die Therapeut/in ihm z. B. abwechselnd auf die rechte und linke Schulter tippt.

Aber auch die Kombination einer **Imagination** mit bilateraler Stimulierung kann sehr hilfreich sein:

Dominik, ein zehnjähriger Junge, war nach einem Vorfall, bei dem er von einem Jugendlichen mit einer Waffe bedroht worden war, sehr aggressiv. Er fühlte sich durch andere Kinder rasch bedroht und reagierte dann mit körperlicher Aggressivität. Um mit seiner leichten Provozierbarkeit und seiner Reaktion besser umgehen zu können, stellte sich Dominik eine rote Ziegelmauer vor. Diese war kopfhoch, so dass er die anderen Kinder gerade noch sehen konnte. Die Ziegelmauer beschützte Dominik vor Kindern, durch die er sich provoziert fühlte. Durch die bilaterale Stimulierung mit Augenbewegungen konnte die Wirkung dieser Vorstellung verstärkt werden. Dominik gelang es nun im Kontakt mit anderen Kindern, sich durch die kurze Vorstellung der Ziegelmauer nicht mehr so leicht provoziert zu fühlen und weniger aggressiv zu reagieren.

Somatic Experiencing®

Eine gänzlich andere, neuere traumaspezifsiche Methode ist Somatic Experiencing® (SE), das von dem amerikanischen Psychologen Peter Levine entwickelt wurde.[207]

Wie schon ausführlich besprochen, geht Peter Levine ja davon aus, dass es dann zu einer Traumatisierung kommt, wenn unsere natürliche Reaktion auf das Trauma nicht zu einem Abschluss gelangen konnte. Dann verbleibt unser Körper in einem Zustand höchster Aktivierung und es kommt zur Bildung der typischen traumaspezifischen Symptome.

Somatic Experiencing arbeitet an bzw. mit dieser nach wie vor bestehenden Aktivierung.

Dies geschieht durch das langsame und behutsame **Hin-und-her-Pendeln** zwischen dem **Trauma** und den dazugehörigen Erinnerungen, Gefühlen etc., und den **Ressourcen** (etwa einer angenehmen Körperempfindung oder einer positiven Erfahrung nach dem Ereignis).

Das **körperliche Empfinden** bzw. die Körperwahrnehmung bildet dabei das zentrale Element. So wird die Aufmerksamkeit stets auf die körperlichen Empfindungen (etwa bei der Erinnerung an die erste Situation nach dem Trauma, in der wieder ein Gefühl der Sicherheit gegeben war) gelenkt. Bei Somatic Experiencing geht es also nicht darum, ausführlich über das Trauma zu sprechen, sondern vielmehr darum, wahrzunehmen, was im Körper geschieht und **körperliche Reaktionen** (z. B. einen tiefen Atemzug) sowie aufkommende Bewegungen bzw. diesbezügliche Impulse zuzulassen. Dadurch kann die nicht vollständig zu Ende gebrachte Traumareaktion zu einem Abschluss kommen und die angestaute Energie kann sich entladen. So wird eine Lösung der traumaspezifischen Symptome möglich.

Max, neun Jahre alt, begann in der dritten Therapiestunde über einen Unfall zu sprechen, bei dem er an seinen Beinen starke Verbrennungen erlitten hatte. Während des Erzählens, bei dem Max kaum zu unterbrechen war, wirkte er sehr stark erregt; er war körperlich unruhig, sprach sehr schnell, atmet rasch und kurz und begann zu schwitzen.

Auf die Frage, was er denn gerade eben während dem Erzählen in seinem Körper spürt, beschrieb Max, dass seine Beine ganz kribbelig sind und ihm schlecht ist. Beim Nachfragen, ob es denn auch eine Stelle in seinem Körper gibt, die sich angenehm anfühlt, entdeckte Max ein Empfinden von Stärke in seinem Rücken. Indem er diese Empfindung wahrnahm und dann abwechselnd mit jener des Kribbelns in seinen Beinen beobachtete, wurde Max zunehmend ruhiger und entspannter. Dabei seufzte er auch ein paar Mal; ein Ausdruck dafür, dass sich die Erregung langsam löste.

Worauf sollte ich bei der Wahl einer/eines Psychotherapeutin/en achten?

Bei der Wahl einer/eines Psychotherapeutin/en für die Behandlung eines traumatisierten Kindes ist darauf zu achten, dass diese/dieser

- eine spezielle traumaspezifische Fort- und Ausbildung absolviert hat und
- über Erfahrung in der Therapie mit traumatisierten Kindern verfügt.

Zusammenfassend:
Die professionelle Begleitung eines traumatisierten Kindes ist dann notwendig, wenn sich dieses nach dem traumatischen Erlebnis merklich verändert hat (etwa weniger Freude an Aktivitäten zeigt oder sich nicht so gut konzentrieren kann) oder wenn es offensichtlich stark belastet ist (so z. B. häufig Alpträume oder Ängste hat). Außerdem ist eine Unterstützung dann nötig, wenn ein Kind nach einem Trauma wiederholt unter unerklärlichen somatischen Beschwerden leidet (beispielsweise unter Kopfschmerzen).
Die Traumatherapie zeichnet sich durch drei Faktoren aus; nämlich durch die Herstellung einer sicheren therapeutischen Beziehung, die Stärkung der Selbstheilungskräfte (etwa mittels Imaginationen) sowie durch einen Verlauf mit drei Phasen. Diese umfassen die Phase der Stabilisierung (Stärkung der psychischen Stabilität), die Konfrontation mit dem Trauma sowie die Phase der Integration (Neuorientierung). Diese drei Phasen der Traumatherapie sind an und für sich auch für die Therapie mit traumatisierten Kindern gültig. Allerdings ist hier der Ablauf oftmals auch ein anderer. So bringen Kinder oft bereits in den ersten Therapiestunden das Erlebte im Spiel oder auch beim Zeichnen zum Ausdruck.
Für die Bearbeitung traumatischer Erlebnisse wird häufig EMDR und zunehmend auch Somatic Experiencing verwendet. Beides lässt sich – mitunter in modifizierter Form – auf spielerische Weise auch in der Traumatherapie mit Kindern einsetzen.

Was bedeutet es für uns als Helfer und Helferinnen, mit einem traumatisierten Kind zu arbeiten?

Wenn wir einem Kind begegnen, das ein traumatisches Ereignis erfahren hat, dann **berührt** uns das zumeist sehr und macht uns mitunter tief **betroffen**. Das wird umso mehr der Fall sein, wenn wir das Kind bereits kennen und wir es sehr mögen.
Vielleicht geht uns die Tatsache, dass ein Kind ein Trauma erlebt hat, so nahe, dass wir erschüttert sind und uns die Gedanken an das Kind und das Ereignis nicht loslassen.
Unabhängig davon sind wir oft **unsicher** und wissen nicht genau, wie wir mit dem betroffenen Kind – und seinen Eltern bzw. Angehörigen – umgehen und ihm am besten helfen können und ob wir über das Erlebte sprechen sollen bzw. dürfen.

Der erste Schritt, um ein Kind nach einem Trauma unterstützen zu können, ist der, dass wir uns unserer eigenen **Betroffenheit** bewusst werden.
Es ist ganz **normal**, wenn wir in uns unterschiedliche Gefühle wie z. B. Fassungslosigkeit, Traurigkeit, Ratlosigkeit oder auch Wut über das Geschehene wahrnehmen. Vielleicht löst die Traumatisierung eines Kindes bei uns auch deshalb tiefe Betroffenheit aus, weil wir selbst oder jemand, der/die uns nahe steht, einmal etwas Ähnliches erlebt hat. Dann kann es sein, dass die Erinnerung an das Ereignis und die entsprechenden Reaktionen wieder in uns aktiviert und wachgerufen werden.
Haben wir selbst eine **Traumatisierung** erfahren, die wir noch nicht bearbeiten konnten, so kann es auch sein, dass wir uns innerlich erstarrt fühlen. Mitunter ist es uns dann vorerst gar nicht möglich, überhaupt zu reagieren und dem Kind unsere Hilfe anzubieten.
So ist es also in einem zweiten Schritt wichtig zu erkennen, ob wir **in der Lage** sind, dem Kind und seiner Familie unsere Unterstützung anzubieten.
Manchmal ist uns das nicht sogleich, sondern erst zu einem späteren Zeitpunkt – nachdem wir uns gesammelt oder gefasst haben – möglich.
Ist unsere eigene Betroffenheit so groß, dass wir mit ihr nicht zurechtkommen können, dann ist es sinnvoll und hilfreich, uns mit jemandem auszutauschen und eine **professionelle Unterstützung** – etwa im Rahmen einer Supervision – in Anspruch zu nehmen.

Aber auch bei der Überlegung, wie denn einem traumatisierten Kind und seiner Familie geholfen werden könnte, ist ein Austausch mit anderen, vor allem mit Kolleginnen/en nicht nur sinnvoll; er ist in der Regel auch wichtig, um ein gemeinsames Vorgehen zu überlegen und zu vereinbaren.

Wenn wir glauben zu wissen, wie wir dem Kind und seiner Familie im Rahmen unserer beruflichen Möglichkeiten helfen könnten, dann sollten wir uns nicht scheuen, unsere **Unterstützung** auch tatsächlich anzubieten. Wie vieles in der Begleitung traumatisierter Kinder sollte unsere angebotene Hilfestellung eine Einladung sein, die es dem Kind bzw. seiner Familie frei lässt, ob es sie annehmen möchte.

Auf jeden Fall spüren die betroffenen Kinder unser Mitgefühl und unsere ernsthaftes Bemühen und können sich dadurch schon in ihrem Schmerz wahr- und angenommen fühlen.

Ganz grundsätzlich sollten wir einem traumatisierten Kind gegenüber unsere Gefühle und Reaktionen wenn überhaupt, dann nur **in angemessener Weise** ausdrücken. Wir können ihm und seinen Eltern bzw. Angehörigen sehr wohl unser **Mitgefühl** zeigen und eventuell mitteilen, dass uns das berührt, was es erfahren musste. Über unsere eigene Betroffenheit jedoch näher oder gar im Detail zu sprechen, sollten wir aber unbedingt **vermeiden**; das wäre ganz und gar nicht zum Wohle der Kinder, würden wir sie doch damit vielmehr be- als entlasten.

Ganz allgemein ist es für unser Wohlbefinden – und damit auch für unsere Fähigkeit zu helfen – wichtig, der Arbeit bzw. dem Zusammensein mit einem traumatisierten Kind einen Ausgleich entgegensetzen. Das können wir tun, indem wir uns bewusst auf unsere **Ressourcen** besinnen. Diese – sei es Sport oder Tanz, Entspannungsübungen, Massagen oder Imaginationen – können uns dabei unterstützen, Abstand zu gewinnen, loszulassen und aufzutanken (siehe auch im Kapitel über Ressourcen).

Unsere Haltung gegenüber traumatisierten Kindern

Wenn wir mit Kindern zusammenkommen, die ein traumatisches Erlebnis erfahren haben, dann neigen wir dazu, mit ihnen Mitleid zu haben und sie als **Opfer** zu sehen. Das ist eine ganz natürliche Reaktion; um betroffenen Kindern jedoch nicht nur als Opfern zu begegnen und sie damit in dieser Rolle zu fixieren, ist es hilfreich, sie in ihrer **Überlebensfähigkeit** und mit ihren Ressourcen wahrzunehmen.

Trotz eines schlimmen Erlebnisses haben viele Kinder einen enormen **(Über-)Lebenswillen** und viel Lebendigkeit und Lebensfreude. Indem wir auch diese Anteile wahrnehmen und anerkennen, können sie sich in ihrer **Selbstheilungskraft** und in ihrem Bewältigungsvermögen bekräftigt fühlen.

Der Umgang mit Eltern

Eltern und andere Angehörige reagieren auf ein dramatisches Erlebnis ihres Kindes oft mit Schuldgefühlen, Verzweiflung oder auch mit Ängsten und Sorgen bezüglich der möglichen Folgen des Traumas (siehe weiter oben).
Einer der wichtigsten Punkte im Gespräch mit Eltern ist daher, sie über die Bedeutung und möglichen Folgen des schlimmen Ereignisses zu **informieren und aufzuklären**. Vor allem das Wissen, dass die Auswirkungen einer Traumatisierung (z. B. innere Unruhe, verminderte Konzentrationsfähigkeit, Ängste oder Aggressivität) „normale" Folgen eines nicht alltäglichen Geschehnisses sind, kann für die Angehörigen des Kindes beruhigend sein. Das trifft natürlich im Besonderen auch auf die Tatsache zu, dass es spezielle therapeutische Möglichkeiten gibt, um Traumatisierungen zu heilen – oder zumindest zu mindern.
Viele Eltern sind zudem sehr froh, wenn sie Anregungen für den **Umgang** mit ihrem Kind erhalten und von Möglichkeiten erfahren, wie sie es **unterstützen** können.
Für sie ist es auch wichtig, sich jemandem **anzuvertrauen** und offen über ihre Situation und Belastung sprechen zu können. Das Zulassen und Anerkennen der Ängste und Schuldgefühle, aber auch von Ärger und Wut über das Geschehene kann für Eltern sehr entlastend sein.
In einem Gespräch sollten wir sie auch darauf aufmerksam machen, wie wesentlich es für ein traumatisiertes Kind ist, mit seinen Eltern darüber reden zu können, bzw. wie problematisch ein Schweigen über das Geschehnis sein kann. Wenn wir den Eindruck gewinnen, dass eine Mutter, ein Vater oder eine andere Bezugsperson unter dem Erlebnis ihres Kindes sehr belastet ist bzw. leidet, dann können wir sie/ihn darauf hinweisen, dass es hilfreich sein kann, eine **professionelle Beratung** oder Unterstützung in Anspruch zu nehmen. Dadurch kann sie/er eine psychische Entlastung erfahren, die indirekt auch auf ihr/sein Kind positiv wirkt.

Spezielle Traumatisierungen

An dieser Stelle sei kurz auf einige spezielle Traumatisierungen hingewiesen, die nicht unerwähnt bleiben sollen, sind doch sehr viele Kinder von ihnen betroffen. Nämlich durch die Trennung bzw. **Scheidung** ihrer Eltern, durch **körperliche Misshandlung**, durch **sexuellen Missbrauch** sowie durch **Terroranschläge** und **Kriegsgeschehnisse**.
Diese speziellen Traumen sind in ihrer Dynamik und ihren Auswirkungen sehr komplex, so dass ihre nähere Besprechung den Umfang dieses Buches bei weitem sprengen würde. Die Inhalte dieses Bandes sind zwar im Wesentlichen auch für diese speziellen Traumen gültig. Diese zeichnen sich jedoch jeweils noch durch spezielle Aspekte, durch vielschichtige Folgen und spezifische Behandlungsansätze aus.
Dies gilt ganz besonders für **sexuellen Missbrauch**. Dieser ist ein gesamtgesellschaftliches Problem, das nach wie vor ein großes Tabu darstellt. Seine Dynamik wird vor allem dadurch bestimmt, dass er überwiegend im familiären bzw. sozialen **Umfeld** eines Kindes (vor allem durch Stief- und Großväter, Cousines, Bekannte etc.) stattfindet.[213] Dabei spielt die **Geheimhaltung** – die mit Hilfe von Versprechungen, Drohungen und mitunter auch Gewaltanwendungen erzwungen wird – eine zentrale Rolle. Diese Tatsachen sowie das Faktum, dass sich sexueller Missbrauch zumeist über einen langen Zeitraum erstreckt, sich immer wieder wiederholt und dabei sehr oft unentdeckt bleibt, führen bei den betroffenen Kindern zu **komplexen Folgen**, die einer speziellen therapeutischen Behandlung bedürfen.
Über sexuellen Missbrauch, aber auch über körperliche Misshandlung, Terror, Kriegsgeschehnisse und Scheidung liegen mittlerweile eine Reihe von Publikationen vor.

Exkurs:
Eine kurze Geschichte der Psychotraumatologie

Die Auseinandersetzung mit psychischen Traumen und ihrer Bewältigung ist so alt wie die Menschheit selbst. Davon zeugen bereits frühe Dokumente der Menschheitsgeschichte in Form von Mythen, aber auch überlieferte **Sagen und Märchen**.
In verschiedensten Erdteilen bei unterschiedlichen indigenen Völkern finden sich heute noch Rituale und Zeremonien zur Bewältigung und Heilung traumatischer Erlebnisse.
Auch in unserer Gesellschaft spiegelt sich in kulturellen Leistungen, insbesondere in der Literatur, der Musik sowie der bildenden **Kunst**, die Auseinandersetzung mit dramatischen Geschehnissen wider. Beispiele hierfür sind u. a. einige der Bilder von Edvard Munch wie z. B. „Der Schrei", die Bücher von Stephen King oder die Filme von Alfred Hitchcock.
Die **Psychotraumatologie**, also die Erforschung psychischer Traumen, nahm allerdings erst gegen Ende des 19. Jahrhunderts ihren Anfang und war in der Folge eng an historische Ereignisse gekoppelt.
Eine der grundlegendsten Bausteine der Traumaforschung bilden die Erkenntnisse von Sigmund Freud und Pierre Janet. Beide befassten sich an der Pariser Salpêtrière bei Jean-Martin Charcot mit Hysterie und Hypnose. Charcot stellte 1880 fest, dass die Symptome der Hysterie einen psychologischen Ursprung hätten, da sie sich mittels Hypnose hervorrufen bzw. vermindern lassen. Joseph Breuer und Pierre Janet entdeckten zeitgleich Mitte der 90er Jahre des 19. Jahrhunderts, dass die Ursache der **Hysterie** in einem psychischen Trauma liegt. Während Freuds Arbeit vor allem für die therapeutische Bearbeitung von Traumatisierungen bedeutend wurde, blieben Janets Beiträge bis vor wenigen Jahren unbeachtet. Dabei hatte er erstmals den Begriff der Dissoziation, der in den letzten zehn Jahren an Bedeutung gewonnen hat, als „Erklärungskonzept" herangezogen.[208]

Aufgrund der extremen Belastungen der Überlebenden des **Holocaust** wurde nach dem Zweiten Weltkrieg intensiv die Forschung über psychische Traumen fortgesetzt. An den Holocaust-Überlebenden zeigte sich in den letzten zwanzig Jahren auch die Problematik der Weitergabe einer Traumatisierung von einer Generation an die nächste. So leiden manche ihrer Kinder und Enkelkinder unter traumaspezifischen Symptomen, obgleich sie selbst kein Trauma erlebt haben.[209]

In den 60er Jahren des 20. Jahrhunderts wurde die wissenschaftliche Auseinandersetzung mit Traumatisierungen wesentlich durch den **Vietnamkrieg** und das hohe Ausmaß an psychischer Belastung bei den Kriegsveteranen geprägt. Auch die Frauenbewegung sowie die Kinderschutzbewegung, welche die Problematik der **Gewalt an Frauen bzw. Kindern** aufzeigten und vehement gegen diese eintraten, sind seit damals intensiv mit der Erforschung von psychischen Traumen befasst.
Im Zuge der wissenschaftlichen Auseinandersetzung kam es schließlich zur Formulierung der **Posttraumatischen Belastungsstörung** und 1980 zu deren Aufnahme in das DSM-III, die dritte Version des diagnostischen Handbuches der amerikanischen Psychiatrischen Gesellschaft.[210]
Bis dahin war weitgehend die Auffassung vorherrschend, dass ein „gesunder Mensch" jedes Trauma ohne bleibende psychische Beeinträchtigungen bewältigen könne.[211]

In den letzten fünfzehn Jahren wurden – ausgehend von den USA – einerseits spezifische Konzepte und Methoden der **Traumatherapie** entwickelt. Andererseits kam es auch zur Entwicklung von akuten psychosozialen Interventionen unmittelbar nach traumatischen Ereignissen. Im deutschsprachigen Raum besteht nunmehr eine zunehmend flächendeckende Verbreitung von Einrichtungen, die im Falle einer Katastrophe (wie etwa bei den Überschwemmungen im Sommer 2002) den Betroffenen eine **akute psychosoziale Hilfestellung** bieten (z. B. die Akutbetreuung Wien). Zudem gibt es mittlerweile eine wachsende Anzahl von Psychotherapeuten/innen, die sich auf dem Gebiet der Psychotraumatologie spezialisiert haben.
Somit weicht die frühere „Traumablindheit" allmählich einer wachsenden Sensibilisierung gegenüber psychischen Traumen.[212] Damit wächst zunehmend auch das Wissen um den Einfluss von traumatischen Geschehnissen auf die Entwicklung und seelische Gesundheit von Kindern.

Weiterführende Literatur

Fischer G (2003) Neue Wege aus dem Trauma. Erste Hilfe bei schweren seelischen Belastungen. Patmos, Düsseldorf

Fischer G, Riedesser P (1998) Lehrbuch der Psychotraumatologie. Reinhardt, München, Basel

Greenwald R (2001) EMDR in der Psychotherapie mit Kindern und Jugendlichen. Ein Handbuch. Junfermann, Paderborn

Heller D P, Heller L S (2003) Crash Kurs zur Selbsthilfe nach Verkehrsunfällen. Vermeidung und Auflösung von traumatischen Erlebnissen. Synthesis, Essen

Levine P A (1998) Trauma-Heilung. Das Erwachen des Tigers. Unsere Fähigkeit, traumatische Erfahrungen zu transformieren. Synthesis, Essen

Levine P A (2001) It won't hurt forever. Guiding Your Child through Trauma (Tonband). Sounds True, Boulder

van der Kolk B A, McFarlane A C, Weisæth L (Hrsg) (2000) Traumatic Stress. Grundlagen und Behandlungsansätze. Theorie, Praxis und Forschung zu posttraumatischem Stress sowie Traumatherapie. Junfermann, Paderborn

Reddemann L (2001) Imagination als heilsame Kraft. Zur Behandlung von Traumafolgen mit ressourcenorientierten Verfahren. Pfeiffer bei Klett-Cotta, Stuttgart

Rothschild B (2002) Der Körper erinnert sich. Die Psychophysiologie des Traumas und der Traumabehandlung. Synthesis, Essen

Specht-Tomann M, Tropper D (2000) Wir nehmen jetzt Abschied. Kinder und Jugendliche begegnen Streben und Tod. Patmos, Düsseldorf

Streeck-Fischer A (Hrsg) (1998) Adoleszenz und Trauma. Vandenhoeck & Ruprecht, Göttingen

Terr L (1993) Too scared to cry. How trauma affects children... and ultimately us all. Basic Books, New York

Adressen für Beratung, Therapie und Fortbildung

Deutschland

Kliniken und ambulante therapeutische Einrichtungen

Berlin
Institut für Traumatherapie
Carmenstraße 10, 10623 Berlin
tel 030/464 21 85
fax 030/464 048 63
www.traumatherapie.de

Frankfurt/Main
Zentrum für Psychotraumatologie
Seehofstraße 11, 60594 Frankfurt/Main
tel 069/603 240 63
www.zfpt.de

Göttingen
Abteilung Klinische Psychotherapie bei Kindern und Jugendlichen am Niedersächsischen Landeskrankenhaus Tiefenbrunn bei Göttingen
37124 Rosdorf
tel 0551/5005-0
www.tiefenbrunn.niedersachsen.de

Hamburg
Universitätsklinikum Eppendorf
Abteilung für Psychiatrie und Psychotherapie des Kindes- und Jugendalters
Martinistr. 52, 20246 Hamburg
tel 040/42 803-2202
fax 040/42 803-5169
www.uke.uni-hamburg.de

Köln

Institut für Psychologische Unfallnachsorge (ipu)
Olpener Straße 544, 51109 Köln
tel 0221/969 29 39
fax 0221/969 26 77
www.unfallnachsorge.de

Kinderschutz-Zentren
Bundesgeschäftsstelle
Bonner Straße 147, 50968 Köln
tel 0221/569 753
fax 0221/569 755-0
www.kinderschutz-zentren.org

Mannheim

Klinik für Psychiatrie und Psychotherapie des Kindes- und Jugendalters
Zentralinstitut für Seelische Gesundheit
Postfach 12 21 20, 68072 Mannheim
tel 0621/1703 45 22
fax 0621/234 29
www.zi-mannheim.de

Much

Deutsches Institut für Psychotraumatologie (DIPT)
Springen 26, 53804 Much
tel 02245/919 40
fax 02245/919 410
www.psychotraumatologie.de

München

Klinikum der Universität München
Kinderklinik und Kinderpoliklinik im Dr. von Haunerschen Kinderspital
Abteilung für Pädiatrische Psychosomatik und Psychotherapie
Pettenkoferstraße 8a, 80336 München
tel 089/5160 3954
fax 089/5160 4730
www.haunersches-kinderspital.de

Hotlines

Kinder- und Jugendtelephon
0800 111 0 333

Kindernotruf
0800 15 16 000

Fortbildungsinstitute

Deutsches Institut für Psychotraumatologie (DIPT)
Springen 26, 53804 Much
tel 02245/919 40
fax 02245/919 410
www.psychotraumatologie.de

Emdria (EMDR)
Niedernstraße 16, 33602 Bielefeld
tel 0521/557 48 86
www.emdria.de

EMDR-Institut Deutschland
Junkergut 5a, 51427 Bergisch Gladbach
www.emdr-institut.de

Europäisches Lehrinstitut für Traumatherapie (ELITT)
Olpener Strasse 544, 51109 Köln
tel 0221/969 2039
fax 0221/969 26 77
www.elitt.de

Institut für Traumatherapie
Carmenstraße 10, 10623 Berlin
tel 030/464 21 85
fax 030/464 048 63
www.traumatherapie.de

Adressen für Beratung, Therapie und Fortbildung

Kinderschutz-Zentren
Bundesgeschäftsstelle
Bonner Straße 147, 50968 Köln
tel 0221/569 753
fax 0221/569 755-0
www.kinderschutz-zentren.org

Somatic Experiencing® Deutschland e.V.
Hugo Junkers Straße 1, 82031 Grünwald
tel & fax 089/649 154 79
www.somatic-experiencing.de

websites

www.trauma-informationszentrum.de
Informationen über Institute und Therapeuten/innen in Deutschland und in der Schweiz

www.traumapaedagogik.de
„Website für praxisorientierte Arbeit mit traumatisierten Kindern in pädagogischen Arbeitsfeldern"

Österreich

Kliniken und ambulante therapeutische Einrichtungen

Child Guidance
Institut für Erziehungshilfe
Heiligenstädter Straße 82/14, 1190 Wien
Tel 01/368 31 12
Fax 01/368 12 35-19
www.erziehungshilfe.org

Die Boje
Ambulatorium für Kinder und Jugendliche in Krisensituationen
Hernalser Hauptstraße 15, 1170 Wien
tel 01/406 66 02-13
www.die-boje.at

NÖ Heilpädagogische Ambulanz und Station
NÖ Heilpädagogisches Zentrum Hinterbrühl
Fürstenweg 8, 2371 Hinterbrühl
tel 02236/22 673-212
fax 02236/22 673-200
www.noehpz.at

LKH Klagenfurt
Abteilung für Neurologie und Psychiatrie des Kindes- und Jugendalters
St. Veiter Strasse 47, 9020 Klagenfurt
tel 0463/538-0
www.lkh-klu.at

Trauma & Wachstum
Institut für Traumaverarbeitung
Halbgasse 25/5, 1070 Wien
tel 0699/123 442 50
www.traumaverarbeitung.at

Universitätsklinik für Kinder- und Jugendheilkunde
Klinische Abteilung für Allgemeine Pädiatrie
Pädiatrische Psychosomatik und Psychotherapie
Auenbruggerplatz 30, 8036 Graz
tel 0316/385 3756
www.meduni-graz.at/kinderklinik

Universitätsklinik für Kinder- und Jugendheilkunde
Klinische Abteilung für Kinder- und Jugendneuropsychiatrie und Pädiatrische Psychosomatik
Anichstraße 35, 6020 Innsbruck
tel 0512/504-23502
fax 0512/504-23444
www2.uibk.ac.at/kinderklinik

Universitätsklinik für Neuropsychiatrie des Kindes- und Jugendalters
Währinger Gürtel 18–20, 1090 Wien
tel 01/40400-3011
fax 01/40400-3041
www.akh-wien.at

Adressen für Beratung, Therapie und Fortbildung

Hotlines

Kindernotruf
tel 02622/666 61
www.kindernotruf.at

Rat auf Draht
tel 147

Wiener Kindertelefon
tel 01/319 66 66

Fortbildungsinstitute

BÖP Fortbildungsakademie (Berufsverband der Österreichischen Psychologen und Psychologinnen)
Möllwardplatz 4, 1040 Wien
Tel 01/402 56 96
www.boep.or.at

EMDR Österreich
Wiederhofergasse 4, 1094 Wien
tel 01/317 47 03
fax 01/317 47 02-22
www.emdr.at

Interdisziplinäres Netzwerk für Kinder- und Jugendliche (INKiJu)
NÖ Landesakademie & NÖ Heilpädagogisches Zentrum Hinterbrühl
Urlaubskreuzstraße 15, 2371 Hinterbrühl
tel 02236/22 673-212
fax 02236/22 673-200
www.noehpz.at/inkiju

Trauma & Wachstum
Institut für Traumaverarbeitung
Halbgasse 25/5, 1070 Wien
tel 0699/123 442 50
www.traumaverarbeitung.at

websites

www.oent.at
Webseite des Österreichischen Netzwerks für Traumatherapie (OENT); Informationen über psychische Traumatisierung und Traumatherapeuten/innen

www.psynet.at
Webseite des Berufsverbandes der Österreichischen Psychologen und Psychologinnen (BÖP)

www.psyOnline.at
Informationen über Psychotherapeuten und Psychotherapeutinnen in Österreich

www.psyweb.at
Informationen über Psychologen und Psychologinnen in Österreich

www.rainbows.at
Verein zur Unterstützung von Kindern nach Trennungen und Verlusten

Schweiz

Kliniken und ambulante therapeutische Einrichtungen

Institut für Psychotraumatologie Zürich (IPZ)
Freiestraße 120, 8032 Zürich
tel 01/383 33 86
fax 01/383 14 13
www.psychotraumatologie.ch

Kinder- und Jugendpsychiatrische Universitätsklinik und Poliklinik Basel (KJUP)
Kantonsspital Basel
Schaffhauserrheinweg 55, 4058 Basel
tel 061/685 21 21
fax 061/685 21 68
www.unibas.ch/kjup

Adressen für Beratung, Therapie und Fortbildung

Kinderschutz Schweiz
Postfach 344, 3000 Bern
tel 031/398 10 10
fax 031/398 10 11
www.kinderschutz.ch

Fortbildungsinstitute

EMDR Schweiz
Bettenstrasse 76, 8400 Winterthur
www.emdr-schweiz.ch

Institut für Psychotraumatologie Zürich (IPZ)
Freiestraße 120, 8032 Zürich
tel 01/383 33 86
fax 01/383 14 13
www.psychotraumatologie.ch

Institut Psychotrauma Schweiz (IPTS)
Napoleonstrasse 16b, 3930 Visp
tel 0279 463 423
fax 0279 466 422
www.institut-psychotrauma.ch

Somatic Experiencing®
Polarity Therapie Zentrum
Zwinglistrasse 21, 8004 Zürich
tel 01/218 80 80
fax 01/218 80 89
www.polarity.ch

Hotlines

Telefonhilfe für Kinder und Jugendliche
tel 147
www.147.ch

websites

www.psychotherapie.ch
Informationen über Psychotherapie in der Schweiz

www.trauma-informationszentrum.de
Informationen über Institute und Therapeuten/innen in Deutschland und in der Schweiz

Institute in weiteren Ländern

Somatic Experiencing (SE)
The Foundation for Human Enrichment
POBox 1872
Lyons, CO 80540, USA
fax 001/303 823 9520
www.traumahealing.com

Gesellschaften

Deutschsprachige Gesellschaft für Psychotraumatologie (degpt)
www.degpt.de

International Society for Traumatic Stress Studies (ISTSS)
PO Box 71560
Chicago, IL 60694-1560, USA
tel 001/847/480 9028
fax 001/847/480 9282
www.istss.org

Literatur

[1] Hofmann A, Besser L-U (2003) Psychotraumatologie bei Kindern und Jugendlichen. Grundlagen und Behandlungsmethoden. In: Brisch K H, Hellbrügge Th (Hrsg) Bindung und Trauma. Risiken und Schutzfaktoren für die Entwicklung von Kindern, Klett-Cotta, Stuttgart, S 172–202

[2] Levine P A (1998) Trauma-Heilung. Das Erwachen des Tigers. Unsere Fähigkeit, traumatische Erfahrungen zu transformieren. Synthesis, Essen

[3] Schrader Ch (1995) Trauma und Traumatisierung. In: Mertens W (Hrsg) Schlüsselbergriffe der Psychoanalyse. Verlag Internationale Psychoanalyse, Stuttgart

[4] Duden (1985) Fremdwörterbuch. S 773

[5] Kast V (1996) Vom Sinn der Angst. Wie Ängste sich festsetzen und wie sie sich verwandeln lassen. Herder, Freiburg, S 117

[6] Herman J L (1992) Trauma and recovery. The aftermath of violence – from domestic abuse to political terror. Basic Books, New York

[7] McCann I L, Pearlman L A (1990) Psychological Trauma and the Adult Survivor. Theory, Therapy, and Transformation. Brunner und Mazel, New York

[8] Heller D P, Heller L S (2003) Crash Kurs zur Selbsthilfe nach Verkehrsunfällen. Vermeidung und Auflösung von traumatischen Erlebnissen. Synthesis, Essen

[9] Küchenhoff J (1998) Trauma, Konflikt, Repräsentation. Trauma und Konflikt – ein Gegensatz? In: Schlösser A-M, Höhfeld K (Hrsg) Trauma und Konflikt. Psychosozial Verlag, Gießen

[10] Heller L S (2003) Fortbildung in Somatic Experiencing. Penzberg, Deutschland, September 2003

[11] Heller D P, Heller L S (2003) Crash Kurs zur Selbsthilfe nach Verkehrsunfällen. Vermeidung und Auflösung von traumatischen Erlebnissen. Synthesis, Essen, S 37

[12] Heller L S (2003) Fortbildung in Somatic Experiencing. Penzberg, Deutschland, September 2003

[13] Heller D P, Heller L S (2003) Crash Kurs zur Selbsthilfe nach Verkehrsunfällen. Vermeidung und Auflösung von traumatischen Erlebnissen. Synthesis, Essen

[14] American Psychiatric Association (1994) Diagnostic and Statistical Manual of Mental Disorders. American Psychiatric Association, Washington, DC

[15] Levine P A (1998) Trauma-Heilung. Das Erwachen des Tigers. Unsere Fähigkeit, traumatische Erfahrungen zu transformieren. Synthesis, Essen

[16] Pynoos R S, Steinberg A M, Goenjian A (2000) Traumatische Belastungen in Kindheit und Jugendalter. In: Van der Kolk B A, McFarlane A C, Weisæth L (Hrsg) Traumatic Stress. Grundlagen und Behandlungsansätze. Theorie, Praxis und Forschung zu posttraumatischem Streß sowie Traumatherapie. Junfermann, Paderborn, S 265–288

[17] Levine P A (1998) Trauma-Heilung. Das Erwachen des Tigers. Unsere Fähigkeit, traumatische Erfahrungen zu transformieren. Synthesis, Essen

[18] Riedesser P (2003) Entwicklungspsychopathologie von Kindern mit traumatischen Erfahrungen. In: Brisch K H, Hellbrügge Th (Hrsg) Bindung und Trauma. Risiken und Schutzfaktoren für die Entwicklung von Kindern. Klett-Cotta, Stuttgart, S 160–171

[19] Terr L (1990) Too scared to cry. Basic Books, New York

[20] Pynoos R S, Steinberg A M, Goenjian A (2000) Traumatische Belastungen in Kindheit und Jugendalter. In: Van der Kolk B A, McFarlane A C, Weisæth L (Hrsg) Traumatic Stress. Grundlagen und Behandlungsansätze. Theorie, Praxis und Forschung zu posttraumatischem Streß sowie Traumatherapie. Junfermann, Paderborn, S 265–288

[21] Heller L S (2003) Fortbildung in Somatic Experiencing. Penzberg, Deutschland, September 2003

[22] Pynoos R S, Steinberg A M, Goenjian A (2000) Traumatische Belastungen in Kindheit und Jugendalter. In: Van der Kolk B A, McFarlane A C, Weisæth L (Hrsg) Traumatic Stress. Grundlagen und Behandlungsansätze. Theorie, Praxis und Forschung zu posttraumatischem Streß sowie Traumatherapie. Junfermann, Paderborn, S 265–288

[23] Danieli Y (1993) Diagnostic and Therapeutic Use of the Multigenerational Tree in Working with Survivors and Children of the Nazi Holocaust. In: Wilson J P, Raphael B (eds) International Handbook of Traumatic Stress Syndromes. Plenum Press, New York, S 889–898

[24] Levine P A (1998) Trauma-Heilung. Das Erwachen des Tigers. Unsere Fähigkeit, traumatische Erfahrungen zu transformieren. Synthesis, Essen

[25] Riedesser P, Fischer P, Schulte-Markwort M (1998) Zur Entwicklungspsychologie und -pathologie des Traumas. In: Streeck-Fischer A (Hrsg) Adoleszenz und Trauma. Vandenhoeck und Ruprecht, Göttingen, S 79–90

[26] Kast V (1996) Vom Sinn der Angst. Wie Ängste sich festsetzen und wie sie sich verwandeln lassen. Herder, Freiburg, S 117

Literatur

27 Gordon R, Wraith R (1993) Responses of Children and Adolescents to Disaster. In: Wilson J P, Raphael B (eds) International Handbook of Traumatic Stress Syndromes. Plenum Press, New York, S 561–575

28 Gordon R, Wraith R (1993) Responses of Children and Adolescents to Disaster. In: Wilson J P, Raphael B (eds) International Handbook of Traumatic Stress Syndromes. Plenum Press, New York, S 561–575

29 Fischer G, Riedesser P (1998) Lehrbuch der Psychotraumatologie. Ernst Reinhardt Verlag, München

30 Terr L (1990) Too scared to cry. Basic Books, New York

31 Salter A C (1995) Transforming Trauma. A Guide to Understanding and Treating Adult Survivors of Child Sexual Abuse. Sage, Newbury Park, S 203

32 Gordon R, Wraith R (1993) Responses of Children and Adolescents to Disaster. In: Wilson J P, Raphael B (eds) International Handbook of Traumatic Stress Syndromes. Plenum Press, New York, S 561–575

33 Lackner R (1998) Psychische Traumen: Einige Grundlagen. Österreichische Gesellschaft für Angewandte Tiefenpsychologie und Allgemeine Psychotherapie, Wien

34 Rothschild B (2002) Der Körper erinnert sich. Die Psychophysiologie des Traumas und der Traumabehandlung. Synthesis, Essen

35 Rothschild B (2002) Der Körper erinnert sich. Die Psychophysiologie des Traumas und der Traumabehandlung. Synthesis, Essen

36 Rothschild B (2002) Der Körper erinnert sich. Die Psychophysiologie des Traumas und der Traumabehandlung. Synthesis, Essen, S 33

37 Heller D P, Heller L S (2003) Crash Kurs zur Selbsthilfe nach Verkehrsunfällen. Vermeidung und Auflösung von traumatischen Erlebnissen. Synthesis, Essen, S 59

38 Rothschild B (2002) Der Körper erinnert sich. Die Psychophysiologie des Traumas und der Traumabehandlung. Synthesis, Essen, S 32

39 Rothschild B (2002) Der Körper erinnert sich. Die Psychophysiologie des Traumas und der Traumabehandlung. Synthesis, Essen, S 29

40 Rothschild B (2002) Der Körper erinnert sich. Die Psychophysiologie des Traumas und der Traumabehandlung. Synthesis, Essen

41 Rothschild B (2002) Der Körper erinnert sich. Die Psychophysiologie des Traumas und der Traumabehandlung. Synthesis, Essen, S 32

42 Hüther G (2003) Die Auswirkungen traumatischer Erfahrungen im Kindesalter auf die Hirnentwicklung. In: Brisch K H, Hellbrügge Th (Hrsg) Bindung und Trauma. Risiken und Schutzfaktoren für die Entwicklung von Kindern. Klett-Cotta, Stuttgart, S 94–104

[43] Hüther G (2003) Die Auswirkungen traumatischer Erfahrungen im Kindesalter auf die Hirnentwicklung. In: Brisch, K H, Hellbrügge Th (Hrsg) Bindung und Trauma. Risiken und Schutzfaktoren für die Entwicklung von Kindern. Klett-Cotta, Stuttgart, S 94–104

[44] Hüther G (2003) Die Auswirkungen traumatischer Erfahrungen im Kindesalter auf die Hirnentwicklung. In: Brisch K H, Hellbrügge Th (Hrsg) Bindung und Trauma. Risiken und Schutzfaktoren für die Entwicklung von Kindern. Klett-Cotta, Stuttgart, S 94–104

[45] Hüther G (2003) Die Auswirkungen traumatischer Erfahrungen im Kindesalter auf die Hirnentwicklung. In: Brisch K H, Hellbrügge Th (Hrsg) Bindung und Trauma. Risiken und Schutzfaktoren für die Entwicklung von Kindern. Klett-Cotta, Stuttgart, S 94–104

[46] Hüther G (2003) Die Auswirkungen traumatischer Erfahrungen im Kindesalter auf die Hirnentwicklung. In: Brisch K H, Hellbrügge Th.(Hrsg) Bindung und Trauma. Risiken und Schutzfaktoren für die Entwicklung von Kindern. Klett-Cotta, Stuttgart, S 94–104

[47] Hüther G (2003) Die Auswirkungen traumatischer Erfahrungen im Kindesalter auf die Hirnentwicklung. In: Brisch K H, Hellbrügge Th (Hrsg) Bindung und Trauma. Risiken und Schutzfaktoren für die Entwicklung von Kindern. Klett-Cotta, Stuttgart, S 94–104

[48] Hüther G (2003) Die Auswirkungen traumatischer Erfahrungen im Kindesalter auf die Hirnentwicklung. In: Brisch K H, Hellbrügge Th (Hrsg) Bindung und Trauma. Risiken und Schutzfaktoren für die Entwicklung von Kindern. Klett-Cotta, Stuttgart, S 94–104

[49] Goleman D (1997) Emotionale Intelligenz. dtv, München

[50] Goleman D (1997) Emotionale Intelligenz. dtv, München

[51] Goleman D (1997) Emotionale Intelligenz. dtv, München

[52] Rothschild B (2002) Der Körper erinnert sich. Die Psychophysiologie des Traumas und der Traumabehandlung. Synthesis, Essen

[53] Heller D P, Heller L S (2003) Crash Kurs zur Selbsthilfe nach Verkehrsunfällen. Vermeidung und Auflösung von traumatischen Erlebnissen. Synthesis, Essen, S 59

[34] Sachsse U (1996) Selbstverletzendes Verhalten. Psychodynamik – Psychotherapie. Das Trauma, die Dissoziation und die therapeutische Bewältigung. Vandenhoeck und Ruprecht, Göttingen, S 46

[55] Lueger-Schuster B (1998) Psychotraumatologie. In: Kryspin-Exner I, Lueger-Schuster B, Weber G (Hrsg) Klinische Psychologie und Gesundheitspsychologie. Postgraduelle Aus- und Weiterbildung. WUV, Wien, S 17

[56] Van der Kolk B, van der Hart O, Marmar Ch R (2000) Dissoziation und Informationsverarbeitung beim posttraumatischen Belastungssyndrom. In: Van der Kolk B A, McFarlane A C, Weisæth L (Hrsg) Traumatic Stress. Grundlagen und Behandlungsansätze. Theorie, Praxis und Forschung zu posttraumatischem Streß sowie Traumatherapie. Junfermann, Paderborn, S 241–261

Literatur

57 Fischer G, Riedesser P (1998) Lehrbuch der Psychotraumatologie. Ernst Reinhardt Verlag, München

58 Ingerman S (2001) Auf der Suche nach der verlorenen Seele. Der schamanische Weg zur inneren Ganzheit. Econ, München

59 Fischer G, Riedesser P (1998) Lehrbuch der Psychotraumatologie. Ernst Reinhardt Verlag, München

60 Riedesser P, Fischer P, Schulte-Markwort M (1998) Zur Entwicklungspsychologie und -pathologie des Traumas. In: Streeck-Fischer A (Hrsg) Adoleszenz und Trauma. Vandenhoeck und Ruprecht, Göttingen, S 79–90

61 Fischer G (1998) Konflikt, Paradox und Widerspruch. Für eine dialektische Psychoanalyse. Fischer, Frankfurt/Main

62 Levine P A (2001) It won't hurt forever. Guiding Your Child through Trauma (Tonband). Sounds True, Boulder

63 Tausch J (1996) Hilfen bei Stress und Belastung. Rororo, Reinbek bei Hamburg

64 Heller D P, Heller L S (2003) Crash Kurs zur Selbsthilfe nach Verkehrsunfällen. Vermeidung und Auflösung von traumatischen Erlebnissen. Synthesis, Essen

65 Van der Kolk B A (2000) Die Vielschichtigkeit der Anpassungsprozesse nach erfolgter Traumatisierung: Selbstregulation, Reizdiskriminierung und Entwicklung der Persönlichkeit. In: Van der Kolk B A, McFarlane A C, Weisæth L (Hrsg) Traumatic Stress. Grundlagen und Behandlungsansätze. Theorie, Praxis und Forschung zu posttraumatischem Streß sowie Traumatherapie. Junfermann, Paderborn, S 169–194

66 Levine P A (2001) It won't hurt for ever. Guiding Your Child through Trauma (Band 1, Seite A). Sounds True, Boulder

67 Pynoos R, Nader K (1993) Issues in the Treatment of Posttraumatic Stress in Children and Adolescents. In: Wilson J P, Raphael B (eds) International Handbook of Traumatic Stress Syndromes. Plenum Press, New York, S 535–549

68 Riedesser P, Fischer P, Schulte-Markwort M (1998) Zur Entwicklungspsychologie und -pathologie des Traumas. In: Streeck-Fischer A (Hrsg) Adoleszenz und Trauma. Vandenhoeck und Ruprecht, Göttingen, S 79–90

69 Riedesser P (2003) Entwicklungspsychopathologie von Kindern mit traumatischen Erfahrungen. In: Brisch K H, Hellbrügge Th (Hrsg) Bindung und Trauma. Risiken und Schutzfaktoren für die Entwicklung von Kindern. Klett-Cotta, Stuttgart, S 160–171

70 Riedesser P, Fischer P, Schulte-Markwort M (1998) Zur Entwicklungspsychologie und -pathologie des Traumas. In: Streeck-Fischer A (Hrsg) Adoleszenz und Trauma. Vandenhoeck und Ruprecht, Göttingen, S 79–90

[71] Levine P A (1998) Trauma-Heilung. Das Erwachen des Tigers. Unsere Fähigkeit, traumatische Erfahrungen zu transformieren. Synthesis, Essen

[72] Hüther G (2003) Die Auswirkungen traumatischer Erfahrungen im Kindesalter auf die Hirnentwicklung. In: Brisch K H, Hellbrügge Th (Hrsg) Bindung und Trauma. Risiken und Schutzfaktoren für die Entwicklung von Kindern. Klett-Cotta, Stuttgart, S 94–104

[73] Gordon R, Wraith R (1993) Responses of Children and Adolescents to Disaster. In: Wilson J P, Raphael B (eds) International Handbook of Traumatic Stress Syndromes. Plenum Press, New York, S 561–575

[74] Schechter D S, Coates S W, First E (2003) Beobachtungen aus New York. Reaktionen von psychisch vorbelasteten Kindern auf die Anschläge auf das World Trade Center. In: Brisch K H, Hellbrügge Th (Hrsg) Bindung und Trauma. Risiken und Schutzfaktoren für die Entwicklung von Kindern. Klett-Cotta, Stuttgart, S 235–256

[75] Greenwald R (2001) EMDR in der Psychotherapie mit Kindern und Jugendlichen. Ein Handbuch. Junfermann, Paderborn

[76] Riedesser P (2003) Entwicklungspsychopathologie von Kindern mit traumatischen Erfahrungen. In: Brisch K H, Hellbrügge Th (Hrsg) Bindung und Trauma. Risiken und Schutzfaktoren für die Entwicklung von Kindern. Klett-Cotta, Stuttgart, S 160–171

[77] Greenwald R (2001) EMDR in der Psychotherapie mit Kindern und Jugendlichen. Ein Handbuch. Junfermann, Paderborn, S 278

[78] Newman C J (1976) Children of disaster: clinical observations of Buffalo Creek. American Journal of Psychiatry, 133: 306–312.

[79] Levine P A (2001) It won't hurt forever. Guiding Your Child through Trauma (Tonband). Sounds True, Boulder

[80] Fischer G, Riedesser P (1998) Lehrbuch der Psychotraumatologie. Ernst Reinhardt Verlag München, S 253

[81] Fischer G, Riedesser P (1998) Lehrbuch der Psychotraumatologie. Ernst Reinhardt Verlag, München

[82] Werner E E (2000) Protective Factors and Individual Resilience. In: Shonkoff J P, Meisels S J (eds) Handbook of Early Childhood Intervention. University Press, Cambridge, S 115–132

[83] Werner E E (2000) Protective Factors and Individual Resilience. In: Shonkoff J P, Meisels S J (eds) Handbook of Early Childhood Intervention. University Press, Cambridge, S 115–132

[84] Matějček Z (2003) Schutzfaktoren in der Psychosozialen Entwicklung ehemaliger Heim- und Pflegekinder. In: Brisch K H, Hellbrügge Th (Hrsg) Bindung und Trauma. Risiken und Schutzfaktoren für die Entwicklung von Kindern. Klett-Cotta, Stuttgart, S 72–83

Literatur

⁸⁵ Werner E E (2000) Protective Factors and Individual Resilience. In: Shonkoff J P, Meisels S J (eds) Handbook of Early Childhood Intervention. University Press, Cambridge, S 115–132

⁸⁶ Laucht M (2003) Vulnerabilität und Resilienz in der Entwicklung von Kindern. Ergebnisse der Mannheimer Längsschnittstudie. In: Brisch K H, Hellbrügge Th (Hrsg) Bindung und Trauma. Risiken und Schutzfaktoren für die Entwicklung von Kindern. Klett-Cotta, Stuttgart, S 53–71

⁸⁷ Opp G, Wenzel E (2003) Schule: Schutz- oder Risikofaktor kindlicher Entwicklung. In: Brisch K H, Hellbrügge Th (Hrsg) Bindung und Trauma. Risiken und Schutzfaktoren für die Entwicklung von Kindern. Klett-Cotta Stuttgart, S 84–93

⁸⁸ Werner E E (2000) Protective Factors and Individual Resilience. In: Shonkoff J P, Meisels S J (eds) Handbook of Early Childhood Intervention. University Press, Cambridge, S 115–132

⁸⁹ McFarlane A C, van der Kolk B A (2000) Trauma und seine Herausforderungen an die Gesellschaft. In: Van der Kolk B A, McFarlane A C, Weisæth L (Hrsg) Traumatic Stress. Grundlagen und Behandlungsansätze. Theorie, Praxis und Forschung zu posttraumatischem Streß sowie Traumatherapie. Junfermann, Paderborn, S 47–69

⁹⁰ Bender D, Bliesener T, Lösel F (1996) Deviance or resiliance? A longitudinal study of adolescents in residential care. In: Davies G et al (eds) Psychology, Laws, and Criminal Justice. International Developments in Research and Practice. Walter de Gruyter, Berlin, S 409–423

⁹¹ Laucht M (2003) Vulnerabilität und Resilienz in der Entwicklung von Kindern. Ergebnisse der Mannheimer Längsschnittstudie. In: Brisch K H, Hellbrügge Th (Hrsg) Bindung und Trauma. Risiken und Schutzfaktoren für die Entwicklung von Kindern. Klett-Cotta, Stuttgart, S 53–71

⁹² Werner E E (2000) Protective Factors and Individual Resilience. In: Shonkoff J P, Meisels S J (Hrsg) Handbook of Early Childhood Intervention. University Press, Cambridge, S 115–132

⁹³ Heller L S (2003) Fortbildung in Somatic Experiencing. Zist, Penzberg, Deutschland, September 2003

⁹⁴ Laucht M (2003) Vulnerabilität und Resilienz in der Entwicklung von Kindern. Ergebnisse der Mannheimer Längsschnittstudie. In: Brisch K H, Hellbrügge Th (Hrsg) Bindung und Trauma. Risiken und Schutzfaktoren für die Entwicklung von Kindern. Klett-Cotta, Stuttgart, S 53–71

⁹⁵ Laucht M (2003) Vulnerabilität und Resilienz in der Entwicklung von Kindern. Ergebnisse der Mannheimer Längsschnittstudie. In: Brisch K H, Hellbrügge Th (Hrsg) Bindung und Trauma. Risiken und Schutzfaktoren für die Entwicklung von Kindern. Klett-Cotta, Stuttgart, S 53–71

[96] Riedesser P (2003) Entwicklungspsychopathologie von Kindern mit traumatischen Erfahrungen. In: Brisch K H, Hellbrügge Th (Hrsg) Bindung und Trauma. Risiken und Schutzfaktoren für die Entwicklung von Kindern. Klett-Cotta, Stuttgart, S 160–171

[97] Terr L (1990) Too scared to cry. Basic Books, New York

[98] Greenwald R (2001) EMDR in der Psychotherapie mit Kindern und Jugendlichen. Ein Handbuch. Junfermann, Paderborn

[99] Fischer G, Riedesser P (1998) Lehrbuch der Psychotraumatologie. Ernst Reinhardt Verlag, München, S 254

[100] Fischer G, Riedesser P (1998) Lehrbuch der Psychotraumatologie. Ernst Reinhardt Verlag, München, S 254

[101] Gordon R, Wraith R (1993) Responses of Children and Adolescents to Disaster. In: Wilson J P, Raphael B (eds) International Handbook of Traumatic Stress Syndromes. Plenum Press, New York, S 561–575

[102] Terr L (1990) Too scared to cry. Basic Books, New York

[103] Greenwald R (2001) EMDR in der Psychotherapie mit Kindern und Jugendlichen. Ein Handbuch. Junfermann, Paderborn

[104] Terr L (1990) Too scared to cry. Basic Books, New York, S 197

[105] Pynoos R, Nader K (1993) Issues in the Treatment of Posttraumatic Stress in Children and Adolescents. In: Wilson J P, Raphael B (eds) International Handbook of Traumatic Stress Syndromes. Plenum Press, New York, S 535–549

[106] Fischer G, Riedesser P (1998) Lehrbuch der Psychotraumatologie. Ernst Reinhardt Verlag, München, S 255

[107] Terr L (1990) Too scared to cry. Basic Books, New York

[108] Terr L (1990) Too scared to cry. Basic Books, New York

[109] Oerter R, Montana I (1998) Entwicklungspsychologie. Ein Lehrbuch. Beltz, Weinheim

[110] Schechter D S, Coates S W, First E (2003) Beobachtungen aus New York. Reaktionen von psychisch vorbelasteten Kindern auf die Anschläge auf das World Trade Center. In: Brisch K H, Hellbrügge Th (Hrsg) Bindung und Trauma. Risiken und Schutzfaktoren für die Entwicklung von Kindern. Klett-Cotta, Stuttgart, S 235–256

[111] Levine P A (1998) Trauma-Heilung. Das Erwachen des Tigers. Unsere Fähigkeit, traumatische Erfahrungen zu transformieren. Synthesis, Essen

[112] Terr L (1990) Too scared to cry. Basic Books, New York

Literatur

113 Riedesser P (2003) Entwicklungspsychopathologie von Kindern mit traumatischen Erfahrungen. In: Brisch K H, Hellbrügge Th (Hrsg) Bindung und Trauma. Risiken und Schutzfaktoren für die Entwicklung von Kindern. Klett-Cotta, Stuttgart, S 160–171

114 Riedesser P, Fischer P, Schulte-Markwort M (1998) Zur Entwicklungspsychologie und -pathologie des Traumas. In: Streeck-Fischer A (Hrsg) Adoleszenz und Trauma. Vandenhoeck und Ruprecht, Göttingen, S 79–90

115 Goleman D (1997) Emotionale Intelligenz. dtv, München, S 253

116 Schechter D S, Coates S W, First E (2003) Beobachtungen aus New York. Reaktionen von psychisch vorbelasteten Kindern auf die Anschläge auf das World Trade Center. In: Brisch K H, Hellbrügge Th (Hrsg) Bindung und Trauma. Risiken und Schutzfaktoren für die Entwicklung von Kindern. Klett-Cotta, Stuttgart, S 235–256

117 Terr L (1990) Too scared to cry. Basic Books, New York, S 238

118 Terr L (1990) Too scared to cry. Basic Books, New York

119 Terr L (1990) Too scared to cry. Basic Books, New York

120 Terr L (1990) Too scared to cry. Basic Books, New York

121 Goleman D (1997) Emotionale Intelligenz. dtv, München, S 253

122 Gordon R, Wraith R (1993) Responses of Children and Adolescents to Disaster. In: Wilson J P, Raphael B (eds) International Handbook of Traumatic Stress Syndromes. Plenum Press, New York, S 561–575

123 Heller D P, Heller L S (2003) Crash Kurs zur Selbsthilfe nach Verkehrsunfällen. Vermeidung und Auflösung von traumatischen Erlebnissen. Synthesis, Essen, S 108

124 Riedesser P, Fischer P, Schulte-Markwort M (1998) Zur Entwicklungspsychologie und -pathologie des Traumas. In: Streeck-Fischer A (Hrsg) Adoleszenz und Trauma. Vandenhoeck und Ruprecht, Göttingen, S 79–90

125 Bürgin D (1998) Adoleszenz und Trauma. Grundsätzliche und spezifische Aspekte von Jugendlichen mit traumatischen Erfahrungen. In: Streeck-Fischer A (Hrsg) (1998) Adoleszenz und Trauma. Vandenhoeck und Ruprecht, Göttingen, S 128–160

126 Riedesser P, Fischer G, Schulte-Markwort M (1998) Zur Entwicklungspsychologie und -pathologie des Traumas. In: Streeck-Fischer A (Hrsg) Adoleszenz und Trauma. Vandenhoeck und Ruprecht, Göttingen, S 79–90

127 Riedesser P (2003) Entwicklungspsychopathologie von Kindern mit traumatischen Erfahrungen. In: Brisch K H, Hellbrügge Th (Hrsg) Bindung und Trauma. Risiken und Schutzfaktoren für die Entwicklung von Kindern. Klett-Cotta, Stuttgart, S 160–171

128 Van der Kolk B A, van der Hart O, Marmar Ch R (2000) Dissoziation und Informa-

tionsverarbeitung beim posttraumatischen Belastungssyndrom. In: Van der Kolk B A, McFarlane A C, Weisæth L (Hrsg) Traumatic Stress. Grundlagen und Behandlungsansätze. Theorie, Praxis und Forschung zu posttraumatischem Streß sowie Traumatherapie. Junfermann, Paderborn, S 241–261

[129] Fischer G, Riedesser P (1998) Lehrbuch der Psychotraumatologie. Reinhardt, München, S 328

[130] WHO (2000) Internationale Klassifikation psychischer Störungen. ICD-10 Kapitel V (F). Klinisch-diagnostische Leitlinien. Verlag Hans Huber, Bern

[131] WHO (2000) Internationale Klassifikation psychischer Störungen. ICD-10 Kapitel V (F). Klinisch-diagnostische Leitlinien. Verlag Hans Huber, Bern, S 181

[132] Heller D P, Heller L S (2003) Crash Kurs zur Selbsthilfe nach Verkehrsunfällen. Vermeidung und Auflösung von traumatischen Erlebnissen. Synthesis, Essen, S 108

[133] Levine P A (1998) Trauma-Heilung. Das Erwachen des Tigers. Unsere Fähigkeit, traumatische Erfahrungen zu transformieren. Synthesis, Essen

[134] WHO (2000) Internationale Klassifikation psychischer Störungen. ICD-10 Kapitel V (F). Klinisch-diagnostische Leitlinien. Verlag Hans Huber, Bern

[135] WHO (2000) Internationale Klassifikation psychischer Störungen. ICD-10 Kapitel V (F). Klinisch-diagnostische Leitlinien. Verlag Hans Huber, Bern

[136] WHO (2000) Internationale Klassifikation psychischer Störungen. ICD-10 Kapitel V (F). Klinisch-diagnostische Leitlinien. Verlag Hans Huber, Bern

[137] Levine P A (1998) Trauma-Heilung. Das Erwachen des Tigers. Unsere Fähigkeit, traumatische Erfahrungen zu transformieren. Synthesis, Essen

[138] Van der Kolk B A, Burbridge J A, Suzuki J (1998) Die Psychobiologie traumatischer Erinnerungen. Klinische Folgerungen aus Untersuchungen mit bildgebenden Verfahren bei Patienten mit Posttraumatischer Belastungsstörung. In: Streeck-Fischer A (Hrsg) Adoleszenz und Trauma. Vandenhoeck und Ruprecht, Göttingen, S 57–78

[139] Hofmann A, Besser L U (2003) Psychotraumatologie bei Kindern und Jugendlichen. Grundlagen und Behandlungsmethoden. In: Brisch K H, Hellbrügge Th (Hrsg) Bindung und Trauma. Risiken und Schutzfaktoren für die Entwicklung von Kindern. Klett-Cotta, Stuttgart, S 172–202

[140] American Psychiatric Association (1994) Diagnostic and Statistical Manual of Mental Disorders. American Psychiatric Association, Washington, DC

[141] Fletcher K E (1993) Zitiert in: Greenwald R (2001) EMDR in der Psychotherapie mit Kindern und Jugendlichen. Ein Handbuch. Junfermann, Paderborn

[142] Heller D P, Heller L S (2003) Crash Kurs zur Selbsthilfe nach Verkehrsunfällen. Vermeidung und Auflösung von traumatischen Erlebnissen. Synthesis, Essen, S 108

Literatur

143 Hofmann A, Besser L U (2003) Psychotraumatologie bei Kindern und Jugendlichen. Grundlagen und Behandlungsmethoden. In: Brisch K H, Hellbrügge Th (Hrsg) Bindung und Trauma. Risiken und Schutzfaktoren für die Entwicklung von Kindern. Klett-Cotta, Stuttgart, S 172–202

144 Pynoos R S, Steinberg A M, Goenjian A (2000) Traumatische Belastungen in Kindheit und Jugendalter. In: Van der Kolk B A, McFarlane A C, Weisæth L (Hrsg) Traumatic Stress. Grundlagen und Behandlungsansätze. Theorie, Praxis und Forschung zu posttraumatischem Streß sowie Traumatherapie. Junfermann, Paderborn, S 265–288

145 Greenwald R (2001) EMDR in der Psychotherapie mit Kindern und Jugendlichen. Ein Handbuch. Junfermann, Paderborn

146 Greenwald R (2001) EMDR in der Psychotherapie mit Kindern und Jugendlichen. Ein Handbuch. Junfermann, Paderborn

147 Terr L (1990) Too scared to cry. Basic Books, New York

148 Terr L (1990) Too scared to cry. Basic Books, New York

149 Terr L (1990) Too scared to cry. Basic Books, New York

150 Kast V (1982) Trauern. Phasen und Chancen des psychischen Prozesses. Kreuz Verlag, Stuttgart

151 Kast V (1982) Trauern. Phasen und Chancen des psychischen Prozesses. Kreuz Verlag, Stuttgart

152 Specht-Toman M, Tropper D (2000) Wir nehmen jetzt Abschied. Kinder und Jugendliche begegnen Sterben und Tod. Patmos, Düsseldorf, S 84–85

153 Specht-Tomann M, Tropper D (2000) Wir nehmen jetzt Abschied. Kinder und Jugendliche begegnen Sterben und Tod. Patmos, Düsseldorf

154 Yule W, Perrin S, Smith P (1999) Posttraumatic stress reactions in children and adolescents. In: Yule W (ed) Post-traumatic stress disorders: concepts and therapy. John Wiley und Sons, Chichester, S 25–50

155 Bräutigam B, Märtens M M, Petzold G H (2000) Leitgedanken für Eltern und Angehörige traumatisierter Kinder. In: van der Kolk B A (Hrsg) Traumatic Stress. Junfermann, Paderborn, S 425–443

156 Frosch E, Lewandowski L (1998) Psychological issues associated with acute physical injury: after the pediatric emergency department. International Review of Psychiatry, 10, 216–223

157 Bräutigam B, Märtens M M, Petzold G H (2000) Leitgedanken für Eltern und Angehörige traumatisierter Kinder. In: van der Kolk B A (Hrsg) Traumatic Stress. Junfermann, Paderborn, S 425–443

¹⁵⁸ Walter J (1998) Psychotherapeutische Arbeit mit Flüchtlingskindern und ihren Familien (S. 69). In: Endres M, Biemann G (Hrsg) Traumatisierung in Kindheit und Jugend. Ernst Reinhardt, München, S 59–77

¹⁵⁹ Steil R, Straube E R (2002) Posttraumatische Belastungsstörung bei Kindern und Jugendlichen. Zeitschrift für Klinische Psychologie und Psychotherapie, 31(1), 1–13

¹⁶⁰ Schechter D S, Coates S W, First E (2003) Beobachtungen aus New York. Reaktionen von psychisch vorbelasteten Kindern auf die Anschläge auf das World Trade Center. In: Brisch K H, Hellbrügge Th (Hrsg) Bindung und Trauma. Risiken und Schutzfaktoren für die Entwicklung von Kindern. Klett-Cotta, Stuttgart, S 235–256

¹⁶¹ Schechter D S, Coates S W, First E (2003) Beobachtungen aus New York. Reaktionen von psychisch vorbelasteten Kindern auf die Anschläge auf das World Trade Center (S. 240). In: Brisch K H, Hellbrügge Th (Hrsg) Bindung und Trauma. Risiken und Schutzfaktoren für die Entwicklung von Kindern. Klett-Cotta, Stuttgart, S 235–256

¹⁶² Wolmer L, Laor N, Gershon A, Mayes L C, Cohen D J (2000) The mother-child-dyad facing trauma. Journal of Nervous and Mental Disease, 188, 409–415

¹⁶³ Schechter D S, Coates S W, First E (2003) Beobachtungen aus New York. Reaktionen von psychisch vorbelasteten Kindern auf die Anschläge auf das World Trade Center. In: Brisch K H, Hellbrügge Th (Hrsg) Bindung und Trauma. Risiken und Schutzfaktoren für die Entwicklung von Kindern. Klett-Cotta, Stuttgart, S 235–256

¹⁶⁴ Pynoos R S (1994) Zit. in: Yule W, Perrin S, Smith P (1999) Posttraumatic stress reactions in children and adolescents. In: Yule W (ed) Post-traumatic stress disorders: concepts and therapy. John Wiley and Sons, Chichester, S 25–50

¹⁶⁵ Bat-Zion N, Levy-Shiff R (1993) Children in war: Stress and coping reactions under the threat of scud missile attacks and effects on proximity. In: Leavitt L A, Fox N A (eds) The psychological effects of war and violence on children. Lawrence Erlbaum Associates, New Jersey, S 143–161

¹⁶⁶ Schechter D S, Coates S W, First E (2003) Beobachtungen aus New York. Reaktionen von psychisch vorbelasteten Kindern auf die Anschläge auf das World Trade Center. In: Brisch K H, Hellbrügge Th (Hrsg) Bindung und Trauma. Risiken und Schutzfaktoren für die Entwicklung von Kindern. Klett-Cotta, Stuttgart, S 235–256

¹⁶⁷ Specht-Tomann M, Tropper D (2000) Wir nehmen jetzt Abschied. Kinder und Jugendliche begegnen Sterben und Tod. Patmos, Düsseldorf, S 111

¹⁶⁸ Brisch K H (2003) Bindungsstörung und Trauma. Grundlagen für eine gesunde Bindungsentwicklung. In: Brisch K H, Hellbrügge Th (Hrsg) Bindung und Trauma. Risiken und Schutzfaktoren für die Entwicklung von Kindern. Klett-Cotta, Stuttgart, S 105–135

¹⁶⁹ Hofmann A, Besser L-U (2003) Psychotraumatologie bei Kindern und Jugendlichen. Grundlagen und Behandlungsmethoden. In: Brisch K H, Hellbrügge Th (Hrsg) Bin-

dung und Trauma. Risiken und Schutzfaktoren für die Entwicklung von Kindern. Klett-Cotta, Stuttgart, S 172–202

170 Bräutigam B, Märtens M M, Petzold G H (2000) Leitgedanken für Eltern und Angehörige traumatisierter Kinder. In: van der Kolk B A (Hrsg) Traumatic Stress. Junfermann, Paderborn, S 425–443

171 Greenwald R (2001) EMDR in der Psychotherapie mit Kindern und Jugendlichen. Ein Handbuch. Junfermann, Paderborn

172 Greenwald R (2001) EMDR in der Psychotherapie mit Kindern und Jugendlichen. Ein Handbuch. Junfermann, Paderborn

173 Greenwald R (2001) EMDR in der Psychotherapie mit Kindern und Jugendlichen. Ein Handbuch. Junfermann, Paderborn, S 58

174 Terr L (1990) Too scared to cry. Basic Books, New York

175 Gordon R, Wraith R (1993) Responses of Children and Adolescents to Disaster. In: Wilson J P, Raphael B (eds) International Handbook of Traumatic Stress Syndromes. Plenum Press, New York, S 561–575

176 Salmon K, Bryant R A (2002) Posttraumatic Stress Disorder in children: The influence of developmental factors. Clinical Psychological Review, 22, 163–188

177 Gordon R, Wraith R (1993) Responses of Children and Adolescents to Disaster. In: Wilson J P, Raphael B (eds) International Handbook of Traumatic Stress Syndromes. Plenum Press, New York, S 561–575

178 Salmon K, Bryant R A (2002) Posttraumatic Stress Disorder in children: The influence of developmental factors. Clinical Psychological Review, 22, 163–188

179 Steil R, Straube E R (2002) Posttraumatische Belastungsstörung bei Kindern und Jugendlichen. Zeitschrift für Klinische Psychologie und Psychotherapie, 31(1), 1–13

180 Frosch E, Lewandowski L (1998) Psychological issues associated with acute physical injury: after the pediatric emergency department. International Review of Psychiatry, 10, 216–223

181 Van der Kolk B A (1998) Zur Psychologie und Psychobiologie von Kindheitstraumata (Developmental Trauma). In: Streeck-Fischer A (Hrsg) Adoleszenz und Trauma. Vandenhoeck und Ruprecht, Göttingen, S 32–56

182 Heller D P, Heller L S (2003) Crash Kurs zur Selbsthilfe nach Verkehrsunfällen. Vermeidung und Auflösung von traumatischen Erlebnissen. Synthesis, Essen, S 39

183 Levine P A (2001) It won't hurt for ever. Guiding Your Child through Trauma (Band 1, Seite A). Sounds True, Boulder

[184] Terr L (1990) Too scared to cry. Basic Books, New York, S 238

[185] Schechter D S, Coates S W, First E (2003) Beobachtungen aus New York. Reaktionen von psychisch vorbelasteten Kindern auf die Anschläge auf das World Trade Center. In: Brisch K H, Hellbrügge Th (Hrsg) Bindung und Trauma. Risiken und Schutzfaktoren für die Entwicklung von Kindern. Klett-Cotta, Stuttgart, S 235–256

[186] Levine P A (1998) Trauma-Heilung. Das Erwachen des Tigers. Unsere Fähigkeit, traumatische Erfahrungen zu transformieren. Synthesis, Essen, S 255

[187] Terr L (1990) Too scared to cry. Basic Books, New York

[188] Levine P A(1998) Trauma-Heilung. Das Erwachen des Tigers. Unsere Fähigkeit, traumatische Erfahrungen zu transformieren. Synthesis, Essen, S 255

[189] Levine P A (1998) Trauma-Heilung. Das Erwachen des Tigers. Unsere Fähigkeit, traumatische Erfahrungen zu transformieren. Synthesis, Essen, S 256ff

[190] Heller D P, Heller L S (2003) Crash Kurs zur Selbsthilfe nach Verkehrsunfällen. Vermeidung und Auflösung von traumatischen Erlebnissen. Synthesis, Essen, S 95

[191] Heller D P, Heller L S (2003) Crash Kurs zur Selbsthilfe nach Verkehrsunfällen. Vermeidung und Auflösung von traumatischen Erlebnissen. Synthesis, Essen, S 95

[192] Achterberg J (1985) Imagery in Healing. Shamanism and Modern Medicine. Shambala, Boston

[193] Achterberg J (1985) Imagery in Healing. Shamanism and Modern Medicine. Shambala, Boston

[194] Reddemann L (2001) Imagination als heilsame Kraft. Klett-Cotta

[195] Reddemann L (2001) Imagination als heilsame Kraft. Klett-Cotta

[196] Specht-Tomann M, Tropper D (2000) Wir nehmen jetzt Abschied. Kinder und Jugendliche begegnen Sterben und Tod. Patmos, Düsseldorf, S 189

[197] Martina R (1998) Emotionale Balance. Koha, Burgrain

[198] Levine P A (1998) Trauma-Heilung. Das Erwachen des Tigers. Unsere Fähigkeit, traumatische Erfahrungen zu transformieren. Synthesis, Essen, S 67

[199] Levine P A (1998) Trauma-Heilung. Das Erwachen des Tigers. Unsere Fähigkeit, traumatische Erfahrungen zu transformieren. Synthesis, Essen

[200] Axline V M (1997) Kinder-Spieltherapie im nicht-direktiven Verfahren (9. Aufl.). Reinhardt, München

[201] Reddemann L (2001) Imagination als heilsame Kraft. Klett-Cotta

Literatur

202 Hofmann A, Besser L U (2003) Psychotraumatologie bei Kindern und Jugendlichen. Grundlagen und Behandlungsmethoden. In: Brisch K H, Hellbrügge Th (Hrsg) Bindung und Trauma. Risiken und Schutzfaktoren für die Entwicklung von Kindern. Klett-Cotta, Stuttgart, S 172–202

203 Hofmann A, Besser L U (2003) Psychotraumatologie bei Kindern und Jugendlichen. Grundlagen und Behandlungsmethoden. In: Brisch K H, Hellbrügge Th (Hrsg) Bindung und Trauma. Risiken und Schutzfaktoren für die Entwicklung von Kindern. Klett-Cotta, Stuttgart, S 172–202

204 Levine P A (2001) It won't hurt for ever. Guiding Your Child through Trauma (Band 1, Seite A). Sounds True, Boulder

205 Shapiro F (1998) EMDR. Grundlagen und Praxis. Handbuch zur Behandlung traumatisierter Menschen. Junfermann, Paderborn

206 Schubbe O (o.A.) EMDR in der Psychotherapie von Kindern und Jugendlichen. Institut für Traumatherapie, Berlin

207 Levine P A (1998) Trauma-Heilung. Das Erwachen des Tigers. Unsere Fähigkeit, traumatische Erfahrungen zu transformieren. Synthesis, Essen

208 Fischer G, Riedesser P (1998) Lehrbuch der Psychotraumatologie. Ernst Reinhardt Verlag, München, S 32

209 Harkness L L (1993) Transgenerational Transmission of War-Related Trauma. In: Wilson J P, Raphael B (eds) International Handbook of Traumatic Stress Syndromes. Plenum Press, New York, p 635–643

210 American Psychiatric Association (1980) Diagnostic and Statistical Manual of Mental Disorders. American Psychiatric Association, Washington, DC

211 Sachsse U, Reddemann L (1997) Katathym-imaginative Psychotherapie in der Behandlung traumatisierter Patientinnen, S 222. In Kottje-Birnbacher L, Sachsse U, Wilke E (Hrsg) Imagination in der Psychotherapie. Hans Huber, Bern, S 222–237

212 Riedesser P (2003) Entwicklungspsychopathologie von Kindern mit traumatischen Erfahrungen, S 106. In: Brisch K H, Hellbrügge Th (Hrsg) Bindung und Trauma. Risiken und Schutzfaktoren für die Entwicklung von Kindern. Klett-Cotta, Stuttgart, S 160–171

213 Wimmer-Puchinger B, Lackner R (1997) Sexueller Missbrauch in Kindheit und Jugend und seine gynäkologischen und sexuellen Kurz- und Langzeitfolgen. Bundesministerium für Umwelt, Jugend und Familie, Wien

Register

A
Achtsamkeit 66–69
Aggression 88
Aktivierung 4, 13–16, 71, 87, 91, 95
–, erhöhte 26
Alleinsein 38, 43, 88
Alltagsablauf 64
Alltagsrituale 85, 86
Alpträume 22, 36, 37, 43, 56, 60, 68, 90, 96
Amygdala 12, 13
Angst 3, 4, 7–10, 14, 16–19, 21, 37–40, 43–45, 48, 50–54, 58, 60, 61, 65, 69, 71, 76, 83, 87, 89, 90
Ängste, generelle 22, 35, 37–39, 43, 52–54, 58, 60, 63, 65, 68, 71, 73, 83, 96, 99
–, traumaspezifische 37–39, 99
Anpassungsstörung 44, 45, 48
Aufklärung 55, 65, 67
Aufmerksamkeitsstörung 45, 46, 48
Auswirkungen, eines Traumas 9, 14, 22, 23, 26, 35, 36, 40, 47, 63, 87, 99

B
Behutsamkeit 72, 73
Belastung 1, 6, 15, 17, 18, 22, 25–29, 41, 44, 52, 55, 59, 60, 62, 75, 93, 94, 99, 101, 102
Belastungsstörung, Posttraumatische 45–48, 102
Beratung 56, 99, 104–112
Berührungen 50, 63, 68, 81
Bestrafung 30, 31, 70
Betroffenheit 18, 54–56, 59–61, 97, 98
Bewältigung 1, 15, 16, 18, 24, 25, 29–32, 40, 56, 62–70, 76, 78, 80, 83, 84, 86–88, 98, 101

Bewegung 16, 76, 81, 88, 95
Beziehungen 1, 10, 23, 24, 26–29, 34, 42, 51, 57, 63, 68, 91, 96

D
Depression 47
Dissoziation 17, 21, 35, 40, 43, 101

E
Einrichtungen, medizinische 66
Eltern 1, 2, 5, 7, 10, 22, 24–29, 33, 40, 43, 44, 47, 50–57, 59–62, 66, 67, 71, 79, 81, 82, 93, 97–100
EMDR 93, 94, 96, 106, 109, 111
Empfindung, körperliche 9, 16, 37, 42, 46, 81, 85, 87, 92, 94, 95
Ereignis, nicht-alltägliches 68, 69, 73
Erinnerung 10, 13, 16, 35–37, 39, 41, 43, 45, 46, 49, 68, 69, 73, 80, 81, 83, 84, 93–95, 97
Erinnerungsblitze 14, 45
Erregung 41, 43, 76, 95
Erregungsniveau 35–37, 45
Erregungszustand 26, 36
Erstarrung 4, 13, 14, 16, 21, 37

F
Faktoren, protektive 26–29, 33, 63
Familienangehörige 2, 55, 59, 66, 97–99
Flash-backs 37, 43, 45
Fluchtreaktion 14
Folgen, eines Traumas 1, 19, 26, 35–48, 54, 91, 93, 99
Fortbildung 104–112
Fragen 10, 38, 39, 48, 52, 53, 73, 79
Freunde/innen 10, 24, 57, 58, 60, 62, 71

Register

G
Gebete 81, 87
Geborgenheit 9, 24, 50, 55, 62, 63, 68, 86, 87
Gedanken, hilfreiche 87
Gedanken, sich aufdrängende 37, 43, 46
Gefahr 4, 5, 7, 8, 13, 14, 23, 24, 28, 36, 42, 43, 46, 47, 54, 56, 63, 65, 71
Gehirn 12, 14–16
Gemeinschaft 27, 60, 81, 86–89
Geschichte, der Psychotraumatologie 101, 102
Geschwister 1, 5, 10, 24, 27, 57–61, 71, 81
Gespräch, über das Trauma 43, 46, 54, 56, 57, 70–74

H
Halt, innerer 7, 24, 50, 52, 62, 63, 67, 68, 81, 87, 91
Heilung 87, 101
Helfer/innen 1, 2, 47, 55, 60, 63, 66, 79, 82, 97, 98
–, innere 78, 80, 82, 84
Hilfestellung 16, 27, 60, 78, 98, 102
Hilflosigkeit 7, 9, 19, 21, 24, 29, 32, 39, 51, 65, 78, 83
Hippokampus 12, 13
Hormone 13, 14, 16
Humor 80, 88
Hyperaktivität 48

I
Imagination 83–85, 89, 91, 92, 94, 96, 98
Information 2, 13, 56, 57, 64, 65, 70, 71, 79, 107, 110, 112
Intrusion 37, 39, 45, 46

K
Kampfreaktion 14
Katastrophe 88, 102
Klarheit 57, 64, 65, 70, 73
Klassifikationssystem 44, 46
Kontrolle 32, 36, 49, 64, 68, 78, 84, 87, 91
Kontrollierbarkeit 62, 64–68, 71
Kontrollverlust 83
Konzentrationsschwierigkeiten 4, 69

Körperwahrnehmung 81, 92, 95
Krankenhaus 22, 58–60, 65

L
Leere, innere 9, 14, 21, 43, 50
Leistungsfähigkeit 17, 33, 36
Lernschwierigkeiten 36
Limbisches System 12–14

M
Merkfähigkeit 17, 60
Missbrauch, sexueller 3, 5, 6, 9, 10, 23, 100
Mitgefühl 57, 60, 73, 88, 98

N
Nervensystem, autonomes 13, 14
–, somatisches 16
Nervosität 4, 45, 60, 83
Normalität 62, 67–69

O
Operation 1, 4, 6, 22
Opfer 49, 98
Ort, innerer sicherer 85, 87, 89, 93

P
Phantasie 30–32, 56, 57, 80, 84, 85
Phantasien, ausgleichende 31
Pippa 53, 78, 79, 82, 84
Psychotherapie 83, 91, 93, 104, 105, 108, 112
Psychotraumatologie 101, 102, 104–106, 110–112

R
Reaktion, körperliche 9, 18, 20, 48, 83, 95
–, natürliche 4, 45, 47, 95, 98
–, normale 19, 68, 69
–, psychische 18–21
–, seelische 9
–, unmittelbare 18–21
Regelmäßigkeit 64
Regression 40
Resilienz 28, 29
Ressourcen 80–89, 92, 95, 98
Risikofaktoren 26, 33, 35

Rituale   17, 81, 85–87, 89, 101
Routine   22, 67, 85

S
Scham   17, 19, 49
Schamanen   17
Schamgefühle   49
Schmerzen   18, 24, 42, 43
Schock   3, 6, 17, 51, 55
Schreckhaftigkeit   14, 36, 43, 45
Schuldgefühle   7, 43, 48, 49, 51, 54, 56–59, 61, 67, 68, 70, 71, 73, 99
Schule   27–29, 37, 39, 40, 64–66, 86–88
Schutzfaktoren   26–29, 33, 35
Schutzschild   84
Schweigen   71, 72, 99
Selbstheilung   18, 19
Selbstheilungskräfte   91, 92, 96, 98
Selbstschutz   17, 40
Sicherheit   9, 24, 27, 40, 50, 55, 62, 63, 65–68, 71, 73, 74, 76, 84, 85, 91, 95
Sinnhaftigkeit   85
Somatic Experiencing   95, 96, 107, 111, 112
Spaltung   17, 21, 32, 41
Spiel, post-traumatisches   38, 43, 75–77
Spieltherapie   91
Spiritualität   11, 80
Sprechen, über das Trauma   10, 25, 38, 40, 54–57, 60, 70–75, 92, 95, 97
Stabilisierung   15, 92, 96
Stabilität   24, 25, 32, 62, 92, 96
Stammhirn   12, 39
Stressreaktion   15
–, akute   44, 48
Symptombild   44
Symptome, körperliche   35, 42
Symptome, psychische   1, 61
Symptome, traumaspezifische   4, 71, 75, 95, 102

T
Tabu   56, 71, 100
Therapie   7, 90–93, 95, 96, 104–112
Tod   5, 7, 8, 14, 24, 38, 39, 44, 50, 52, 53, 73
Trauer   10, 21, 32, 47, 50, 51, 55, 62, 86, 92
Trauerprozess   47, 50, 51, 53

Traumaformen   6
Traumatisierung   1, 4–8, 16, 18, 19, 23, 24, 26–29, 33, 34, 36, 40, 42, 44, 47, 48, 55–57, 59, 60, 65, 93, 95, 97, 99–102, 110
Traumatyp   6, 8
Träume   46, 51, 56
–, traumaspezifische   38
Traurigkeit   43–45, 51, 58, 59, 63, 68, 73, 78, 97

U
Überlebensschuld   7, 43
Umgang, mit dem Trauma   31, 56, 57, 73
–, mit einem betroffenen Kind   2, 93, 98, 99
Unfall   1, 4, 6, 7, 18, 22, 31, 39, 44, 46, 54, 58, 60, 95
Unsicherheit   33, 52–54, 64, 73
Unterstützung   2, 16, 26, 27, 29, 56, 60, 66, 68, 78, 79, 87, 88, 90–99, 110
Ursache   5, 30, 32, 49, 70, 73, 101

V
Verarbeitung   3, 13, 17, 21, 30, 60, 62, 78, 79, 83, 89
Verdrängung
Vereinbarungen   63, 65, 67
Vergessen   55
Verhalten, aggressives   36, 44–46, 59, 60, 63
–, regressives   35, 40, 43, 44, 46
Verkehrsunfall   4, 7, 42, 59
Verlässlichkeit   27, 62, 63, 65–68
Verletzung   3, 5–7, 16, 18, 19, 23, 24, 42, 55, 58
Verlust   1, 5, 6, 10, 18, 24, 33, 51, 47, 50–52, 57, 58, 60, 62, 86, 110
Vermeidung   40, 43, 46
Vermeidungsverhalten   35, 39, 46
Vertrauen   9, 10, 27, 42, 92
Vorhersehbarkeit   64, 65
Vorstellungen   10, 30–32, 49, 51, 57, 70, 73, 80, 83, 89

W
Wachsamkeit, erhöhte   36, 43
Wahrnehmung   17, 21, 41

–, veränderte 41
Widerstandskraft 26, 28
Wiedererleben 37, 39, 43
Wiederholung 9, 37–39, 43, 45, 75
Wut 17, 19, 21, 32, 36, 43, 44, 51, 61, 63, 68, 69, 73, 97, 99

Z
Zeitwahrnehmung 41
Zittern 9, 19–21, 37, 83
Zorn 7, 25, 43, 44, 51, 73
Zukunft 9, 10, 32, 35, 41–43, 46, 48, 51, 86, 92
Zurückgezogenheit 43, 63

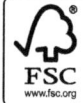

MIX
Papier aus verantwortungsvollen Quellen
Paper from responsible sources
FSC® C105338

If you have any concerns about our products,
you can contact us on
ProductSafety@springernature.com

In case Publisher is established outside the EU,
the EU authorized representative is:
Springer Nature Customer Service Center GmbH
Europaplatz 3, 69115 Heidelberg, Germany

Printed by Libri Plureos GmbH
in Hamburg, Germany